# **Portée de *Mondia whitei* (Hook. f.) Skeels**

*NDZELI LIKIBI Belline*

Title: Portée de *Mondia whitei* (Hook. f.) Skeels

ISBN: 979-8-89248-542-5

Author: NDZELI LIKIBI Belline

Cover image: www.pixabay.com

Publisher: Generis Publishing
Online orders: www.generis-publishing.com
Contact email: info@generis-publishing.com

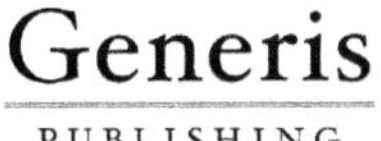

## SOMMAIRE

# Préface

Parmi la myriade des plantes que la nature regorge figure l'espèce végétale *Mondia whitei* (Hook. f.) Skeels, une plante d'origine africaine largement connue pour sa diversité moléculaire chimique qui lui confère des multiples propriétés physicochimiques ou biologiques orientant son emploi dans plusieurs domaines variés, entres autre, la chimie, la biologie, la pharmacologie, la pharmacie, cosmétique et l'agroalimentaire. Un produit forestier non ligneux constituant un potentiel socio-économique et industriel substantiel en Afrique et favorisant ses exportations de l'Afrique vers l'Europe, l'Asie et l'Amérique.

Cet ouvrage met en relief la place importante qu'occupe la flore africaine, en l'occurrence, *Mondia whiteï*, en particulier, en Afrique, en medicine traditionnelle et en général dans le monde à travers les diverses industries de transformation et son apport notable dans la croissance économique des pays africains couvrant son aire de repartition.

Il permet aux lecteurs de découvrir les intérêts de *Mondia whitei* autres que médicinaux traditionnels, pharmaceutiques, cosmétiques, agroalimentaires mais aussi environnementaux et montre le lien existant entre ses différentes structures chimiques de sa composition chimique et ses diverses activités biologiques.

Aussi, ce livre fait l'analyse des défis écologiques liés à sa surexploitation, agronomiques et climatiques auxquels est confrontée l'espèce vegétal *Mondia whitei*, et réunit les stratégies mises en place aux niveaux locaux, nationaux des pays africains couvrant son aire de répartition pour améliorer sa préservation, en vue de maintenir la biodiversité, d'assurer la croissance économique, de diversifier les économies locales et nationaux, de produire de façon permanente les quantités durables et applicables nécessaires pour les populations de son aire de repartition ainsi que les industries pour diverses transformations. C'est un outil d'appui indispensable destiné aux étudiants, enseignants, chercheurs, aux tradipraticienss, aux industriels et autres lecteurs qui s'intéressent à la phytochimie, en l'occurrence, la chimie et la technologie des extraits des végétaux renfermant des molécules bioactives ayant des propriétés biologiques et physico-chimiques bénéfiques pour la santé, en biologie, en pharmacologie, en physique et chimie. Par ailleurs, ce livre éveille l'attention et suscite l'intérêt des défenseurs de l'environnement et de la biodiversité.

L'objectif général de ce livre est de valoriser l'espèce végétale *Mondia whiteï* et ses extraits. Il vise spécifiquement à faire l'analyse détaillée de la composition chimique, des usages médicinaux, des propriétés pharmacologiques et des interets socio-économiques, industriels et des défis écologiques, climatiques agronomique, à déterminer la composition chimique de son huile essentielle et à transformer le seul composé de son huile essentielle, en l'occurrence, le 2-hydroxy-4-méthoxybenzaldéhyde en son dérivé hydrazone.

# Résumé:

*Mondia whiteï* (Hook. f.) Skeels figure parmi les plantes aromatiques et médicinales de grand intérêt d'Afrique, en raison de ses composés chimiques doués de propriétés stimulantes et aphrodisiaques. Cependant, celle-ci possède aussi d'autres usages médicinaux et propriétés pharmacologiques qui sont méconnues et présente une importance socio-économique et industrielle remarquable. L'objectif de ce livre est de mettre en relief l'espèce vegetale et ses extraits. Quatre axes définissent sa structuration. Les deux premiers chapitres passent en revue respectivement la composition chimique, les usages médicinaux, les propriétés pharmacologiques et l'importance socio-économique, industrielle, les défis écologiques, les stratégies de protection de *Mondia whiteï*. Il ressort de cette analyse que les extraits de Mondia whiteï de son aire de répartition contiennent une diversité de composés chimiques. Les usages médicinaux de *Mondia whiteï* en Afrique sont multiples dont le plus connu est son usage aphrodisiaque. Elle est dotée aussi de nombreuses propriétés pharmacologiques qui confirment ses différents usages traditionnels. Par ailleurs, celle-ci connait une érosion génétique consécutive à sa surexploitation. Par conséquent, diverses mesures écologiques ont été mises en place pour préserver l'espèce végétale. Le troisième chapitre porte sur la détermination de la composition chimique de l'huile essentielle de *Mondia whiteï*. Le 2-hydroxy-4-méthoxybenzaldéhyde est le seul composé identifié avec une proportion très élevée de 98,85 %. Le quatrième chapitre concerne la conversion du 2-hydroxy-4-méthoxybenzaldéhyde extrait de l'huile essentielle de Mondia whiteï en dérivé 2-hydroxy-4-méthoxybenzaldéhyde 2,4-dinitrophénylhydrazone à partir du réactif 2,4-dinitrophénylhydrazine.

# Chapitre I

## Potentiels chimiques, médicinaux et pharmacologiques des extraits de *Mondia whiteï* (Hook. f.) Skeels

### 1. Introduction

L'utilisation des ressources naturelles, en l'occurrence, végétales pour multiples fins remonte depuis la nuit des temps. Parmi celles-ci figure *Mondia whiteï* qui est une plante d'origine africaine largement connue, dotée de diverses potentialités physico-chimiques ou biologiques qui orientent son emploi dans divers domaines, entre autres, chimique, physique, pharmacologique, pharmaceutique, agroalimentaire, cosmétique. Cette diversité utilitaire résulte de molécules chimiques contenues dans ses extraits dont l'une d'elles est le 2-hydroxy-4-méthoxybenzaldéhyde, responsable des multiples effets médicinaux, pharmacologiques notoires rapportés.

Le présent chapitre vise à passer en revue les différentes compositions chimiques, les usages médicinaux et propriétés pharmacologiques des extraits de *Mondia whiteï* (Hook. f.) Skeels à travers son aire de répartition.

### 2. Historique

En raison de l'exploitation excessive par le peuple Zulu (Afrique du Sud) de *Mondia whiteï* (Hook. f.) Skeels pour ses divers usages [1], entre autres, plante stimulant l'appétit et facilitant la digestion, monsieur A. S. White de la Province de KwaZulu Natal en Afrique du Sud fit déplacer l'espèce végétal par l'intermédiaire du Docteur Botaniste J. C. Brown au Jardin Botanique Royal de Kew, à Londres, en Angleterre (Ross, 1978). La plante poussa facilement à Kew et de manière différente de ce qui existait auparavant. Le docteur J. D. Hooker classa la plante dans le genre *Chlorocodon*, puis la classa dans le genre *Mondia,* vocable attribué en référence au mot Zulu (umondi) de la plante dont le genre dérive. A ce genre *Mondia* s'ajoute le nom de l'espèce *whiteï*, attribué en hommage au docteur A. S. Whitei qui collecta et motiva le transfert de la plante à Kew [2].

### 3. Origine et répartition géographique

*Mondia whitei* (Hook f.) Skeels est une plante originaire d'Afrique tropicale. Celle-ci est endémique, et est rencontrée dans la majeure partie de l'Afrique centrale, australe et orientale [2], principalement dans les forêts humides et spontanées, dans la forêt marécageuse et les prairies arbustives marécageuses. Elle croit dans les forêts riveraines, à la forêt perturbée de 1800 m d'altitude [3].

### 4. Taxonomie et description botanique

*Mondia* est un genre appartenant à la famille des Apocynaceae. Il comprend deux espèces, l'espèce *whiteï* et l'espèce ecornuta, toutes les deux sont en Afrique tropicale. Communément, *Mondia whiteï* est appelé White's ginger en anglais et la racine en français [4]. Diverses appellations vernaculaires sont attribuées à cette plante selon les pays. Au Congo Brazzaville, celle-ci est connue sous les appellations de mundiodio et muliolo respectivement en tribus Laadi et Beembé [5]. En Zulu, en Afrique du Sud, elle est appelée umondi/Mundi tandis que au Nigeria, en Ibo, elle est dénommé Akoro [2].

*Mondia whiteï* est une liane grimpante atteignant 8 à 10 mètres de long, aux feuilles opposées, simples et larges (100-300 x 50-150 milimètres) dont la surface est recouverte des poils [6], avec une cordée, un sommet acuminé et une couronne de 11-12 millimètres de long [7]. Les fleurs bisexuées sont régulières, exhalant une odeur désagréable. Le fruit est un follicule ovoïde qui se déhisce pour libérer environ 180-320 graines qui sont dispersées par le vent [6; 3]. Les graines brunes foncées sont ovoïdes, mesurant 8 à 10 millimètres de long, celles-ci portent une étouffe de poils de 2 à 2,5 centimètres de long à l'apex [3]. Les racines sont aromatiques, ligneuses avec l'âge [8], avec une odeur prononcée de vanille [9] et un goût en même temps de réglisse et de gingembre.

**5. Composition chimique :**

La composition chimique des extraits des différentes parties de *Mondia whiteï* des diverses zones géographiques a fait l'objet de nombreux travaux. En effet, la littérature révèle un nombre important des travaux réalisés sur la composition chimique de cette espèce végétale. Il ressort de ces travaux que le 2-hydroxy-4-méthoxybenzaldéhyde ou paraméthoxysalicyaldéhyde, est le composé responsable des parfums sucrés caractéristiques des racines de *Mondia whiteï* [10]. C'est le composé commun, remarquable, caractérisé des racines de cette plante et le plus rapporté de la plupart des pays de son aire de répartition. C'est le cas des huiles essentielles extraites des racines de *Mondia whiteï* du Cameroun et du Congo qui contiennent le 2-hydroxy-4-méthoxybenzaldéhyde avec des fortes proportions de plus de 80 % et de près de 100 % respectivement [11; 12; 13], des racines des extraits au chlorure de methylène et à l'éther de pétrole respectivement du Taiwan et du Kenya [14 ; 10]. Cependant, d'autres composés comme le coumarignolignan, en l'occurrence, la 5-chloropropacine a été caractérisé de l'extrait méthanoïque du Togo [15]; les coumarinolignans comme la 5-chloropropacine, la 7-hydroxy-4,6-dimethoxypropacine et la propacine ont été isolés des racines de l'Afrique du Sud [16]; le squalène, l'alpha stérol, la 6-méthoxy-7-hydroxycoumarine, le 6-métho-7,8-dihydroxycoumarine, la propacine, respectivement un triterpène, un stérol et les coumarines ont été isolés des racines de l'extrait brut du Gabon [17] ; l'isovanilline (3-hydroxy-4-méthoxybenzaldéhyde) a été isolée des extraits au chlorure de méthylène et à l'éther de pétrole respectivement de l'Afrique du sud et du Kenya [18; 10], de même que le 2-hydroxy-4-méthoxybenzaldéhyde. Le (-)-loliolide, un monoterpène lactone qui présente une affinité in vitro au transporteur de la sérotonine (Sert) dans un test de liaison, l'un des neurotransporteurs qui joue un rôle dans la pathopsychologie de la dépression a été isolé de l'extrait éthanolique des feuilles *de Mondia whiteï* de l'Afrique du Sud [19]. L'huile essentielle extraite des racines de *Mondia whiteï* d'origine camerounaise se distingue par la présence de Menth-1-èn-7-al <3-oxo-P-> [20]. L'huile essentielle d'origine nigériane se caractérise par la présence du (E)-hexéne-1-ol (25,96 %), d'heptacosane (20,94 %), du phytol (15,60 %), du 1-hexanol (8,94 %), du (E)-2-hexanal (4,24 %) et du 2-hydroxy-p-anysaldéhyde (4,21 %) comme composés majeurs [21]. Aussi, l'extrait au chloroforme des racines de *Mondia whiteï* d'origine nigériane est marqué par la présence de l'acide n-hexadécanoïque (23,80 %), l'oxide de trans carvone (12,36 %) et du (Z)-9-octadecenamide (8, 75 %) [22].

Les extraits aqueux, éthanolique et au chloroforme des feuilles de *Mondia whitei* d'origine ougandaise ont été dominés par le 9-octadecyne (10,84 %), le phytol (36,44 %), le pyrène, 1,6-bis (1,1-diméthyléthyle (9,9 %) [23].

Par ailleurs, d'autres composés y ont été isolés, à savoir un nouveau para-pentylphenyl benzoate isolé des fruits frais de l'extrait à l'acétone d'origine nigériane [24] ; un β-sitostérol et des acétates de α et β-amyrin des racines sèches de l'extrait à l'hexane d'origine camerounaise [25]. En Afrique du Sud, les composés comme le 2-hydroxy-4-méthoxybenzaldéhyde, le 3-

hydroxy-4-méthoxybenzaldéhyde, le 2,4-dihydroxy-6-méthylbenzaldéhyde, le 7-hydroxy-6-méthoxycoumarine, le 7,8-dihydroxy-6-méthoxycoumarine, la coumarine et le phénanthrène ont été identifiés et isolés de l'extrait éthanolique des racines de cette plante [26]. Au Malawi, un glucoside phénolique a été isolé des extraits aqueux, à l'éthanol et au chloroforme des racines de *Mondia whitei* [27].

En outre, des criblages phytochimiques réalisés à partir des divers extraits de *Mondia whiteï* des différents pays ont révélé les groupes chimiques comme les flavonoides, les terpenoïdes, les glucosides cardiaques, les phlobatannins et les phytostérols pour l'extrait au chloroforme des racines du Nigéria [22] ; les alcaloïdes, les stéroïdes, les tannins, les coumarines et les sucres réducteurs pour les extraits au méthanol et à l'éthanol des écorces du tronc du Ghana [28] et les phénols, les alcaloïdes, les anthraquinones, les terpenoïdes, les sucres réducteurs pour les extraits aqueux, au chloroforme et au méthanol des feuilles d' Ouganda [23].

Il est intéressant de signaler la valeur nutrionnelle de *Mondia whiteï* qui se traduit par la présence des sucres (15,70 %), des sucres réducteurs (9,63 %) des fruits de *Mondia whitei* du Nigeria avec une forte valeur énergétique de 40,80 Kcal/100g et les vitamines comme la thiamine, la riboflavine, la niacine, A, C, et E [29]. De plus, les feuilles de *Mondia whiteï* de l'Angola sont marquées par la présence des fibres (15,11 %), des protéines (19,24 %), des glucides (51,59 %), et une valeur énergétique de 326,10 % Kcal/100g, et des minéraux comme le sodium (Na), le potassium (K), le calcium (Ca), le magnésium (Mg), le phosphore (P), le sélénium (Se), l'aluminium (Al) et le fer (Fe) [30]. Au Cameroun les racines de *Mondia whiteï* sont caractérisées par la présence des protéines avec une proportion élevée (50,46 %), en l'occurrence les acides aminés et l'acide gras oméga-3 [31]. Parallèlement, au Rwanda les écorces des racines sont caractérisées par une diversité de richesse nutritionnelle marquée par la présence des vitamines (132,1 µg/g), entre autres, le béta-carotène (21,8 µg/g), la niacine, la riboflavine et la thiamine; les minéraux (63,33 mg/g) comme le calcium (Ca), le fer (Fe), le cuivre (Cu), le manganèse (Mn), le magnésium (Mg), le zinc (Zn), le cadmium (Cd), le plomb (Pb) et le potassium (K), qui est le minéral principal avec une proportion de (32,05 mg/g) ; des protéines (15,4 %), des sucres (239 mg/g), à savoir le fructose, le glucose, le xylose et le sucrose avec une proportion la plus élevée de (132,2 mg/g) [32].

## 6. Usages médicinaux et traditionnels

*Mondia whiteï* est une plante largement utilisée pour ses bienfaits multiples dans toute son aire de répartition. Son utilisation fait intervenir tous ses organes. Des usages communs sont signalés dans toute son aire de repartition comme aphrodisiaque [33], à travers ses racines qui sont cultivées pour approvisionner les boutiques et les marchés des certains pays comme le Congo [5], le Zimbabwé [34], la Côte d'Ivoire [35]. Son utilisation comme aphrodisiaque est la plus populairement citée dans tous les pays africains où cette plante est utilisée à des fins médicales. Ces vertus aphrodisiaques se traduisent par leurs pouvoirs à augmenter la production et la mobilité des spermes [36], à traiter l'impuissance sexuelle, c'est le cas du Cameroun, de l'Ouganda et de la République Démographique du Congo [37 ; 38; 39; 40], à accroitre la libido (désir sexuel) et à prévenir l'éjaculation précoce.

Outre ces vertus aphrodisiaques, cette plante est connue pour d'autres utilisations qui varient selon les pays :

- En Afrique du sud, les racines de *Mondia whiteï* interviennent pour traiter le stress, la tension et les crises mentales [41];

- En Angola, les feuilles sont vendues au marché et sont utilisées comme légumes [42]; en outre, la pâte des feuilles appliquée sur la peau est impliquée dans le traitement de la toux, les racines sont mastiquées pour traiter les douleurs corporelles et le dysfonctionnement érectile. Par ailleurs, les racines, coupées en petit bâton sont utilisées pour les soins dentaires (nettoyage des dents) [43] ;
- Au Benin, la macération des racines sont utilisés pour traiter le paludisme et intervient dans la contraception masculine alors que la décoction les racines sont utilisées dans le traitement des maladies infantiles comme le paludisme, la colique et la fièvre éruptive [44; 45 ; 46] ; aussi, la décoction des racines sont utilisée pour traiter la faiblesse sexuelle [47];
- Au Cameroun, la poudre des racines sèches interviennent comme condiment pour relever le goût des aliments [48;49]. En outre, l'infusion des racines et des écorces est utilisée dans le traitement des filaires [49] ;
- En Côte d'Ivoire, outre ses vertus aphrodisiaques attribuables à ses racines, celles-ci sont aussi utilisées pour la production des "bitters" (boissons amères) [35] ;
- Au kenya, les racines de *Mondia whiteï* sont impliquées dans le traitement du rhumatisme et des douleurs d'estomac [50]; aussi, les racines mastiquées sont utilisées comme aphrodisiaques et pour traiter les problèmes respiratoires [51] ;
- Au Malawi, la plante entière est indiquée pour le traitement de la diarrhée et elle est aussi utilisée comme aphrodisiaque, pour traiter la

faiblesse sexuelle et l'infertilité, les infections urinaires, la jaunisse et les maux de tête [52] ;

- Au Nigeria, la décoction et l'infusion des racines traitent les problèmes gastro-intestinaux, les douleurs et stimulent l'appétit [53]. Par ailleurs, l'infusion et la décoction des racines et de la tige sont utilisées pour traiter le diabète et contre la stérilité, le dysfonctionnement érectile, le paludisme, la blennorragie, les hémorroïdes, la perte de mémoire, le cancer ; et interviennent comme antiparasitaire, antidépresseur, antispasmodique, anti-inflammatoire [54], tandis que la décoction de toute la plante est utilisée dans le traitement du paludisme [55] ;
- En Ouganda, les feuilles sont impliquées comme condiments pour assaisonner les aliments et les boissons ; comme stimulant sexuel et du lait maternel et un apéritif [56], alors que la décoction des feuilles pilées est utilisée pour traiter la nausée [57]. Aussi, la poudre des racines sèches de *Mondia whiteï* additionnée au thé est utilisée pendant le stade prénatal lors de la grossesse pour traiter les infections sexuellement transmissible comme la syphilis [58]. En outre, les racines mastiquées sont utilisées pour traiter les maux de tête et la toux, tandis que la macération des racines intervient dans le traitement des douleurs abdominales, de la toux et de la grippe [59]. Par ailleurs, les racines de *Mondia whiteï* sont indiquées pour le traitement de l'hypertension, du diabète et comme galactagogue [60] ; les racines fraiches mastiquées sont utilisées comme aphrodisiaques [61] et pour améliorer le faible appétit durant la maladie et le dysfonctionnement érectile [62] ;

- En République Démocratique du Congo, la macération, la décoction, et l'infusion des feuilles sont impliquées pour traiter diverses affections telles que : les maladies microbiennes, génitales, digestives, les maladies dues aux vers parasites et les maladies squelettiques et les douleurs [63] ; alors que la macération des racines est utilisée comme stimulant [64]. Par ailleurs, les feuilles sont utilisées comme légumes et entrent dans la préparation de divers plats à base du beurre d'arachide [65 ; 66]. De plus, la macération des racines intervient dans le traitement du diabète, de la gastrite, et des maux de tête [67]; alors que l'infusion de la poudre des racines est utilisée pour traiter les douleurs gastro-intestinales, et la macération des racines est utilisée pour traiter les fortes douleurs abdominales chez l'enfant [68]. Les écorces des racines mastiquées sont utilisées comme aphrodisiaques [69], parallèlement, la macération des racines intervient pour traiter la faiblesse sexuelle [70].
- En République du Congo, les rhizomes mastiquées et avalées interviennent dans le traitement de l'asthénie sexuelle masculine [71] ;
- Au Sénégal, la macération des racines de *Mondia whiteï* est utilisée pour traiter la dyspepsie, les troubles de l'estomac, la colique et l'intoxication alimentaire [72] ; parallèlement la macération des racines intervient comme anti-entéralgie, antitoxique et quelques fois comme ocytocique [73] ;
- Au Togo, l'infusion des racines de *Mondia whitei* est utilisée dans le traitement du diabète [74], alors que la décoction des racines intervient dans le traitement du paludisme [75] ;

- Au Zimbabwé, la poudre des racines de *Mondia whiteï* est utilisé pour traiter la schistosomiase, l'anorexie, la constipation et la colique |76 ; 77] ;

**7. Autres usages traditionnels**

Au Gabon, *Mondia whitei* trouve son intérêt dans le domaine occulte pour des pratiques magico-réligieuses [8] ;

Au Cameroun, elle est utilisée pour la protection spirituelle [49] ;

En guinée, les tiges de *Mondia whiteï* sont utilisées pour la production des fils fins et des cordages résistants, de plus *Mondia whiteï* est plantée pour renforcer enclos et Les tiges feuillées sont utilisées comme fourrage pour le bétail [1].

Au Zimbabwé et en Centrafrique, les graines de *Mondia whiteï* sont utilisées comme poison pour les flèches destinées à la pêche et la chasse [8].

A noter que dans tous les milieux de son aire de répartition, *Mondia whiteï* est utilisée pour sa valeur ornementale, mais cet intérêt est restreint par les odeurs de fruit légèrement déplaisantes que ses fleurs exhalent qui augmentent lorsqu'elles sont ouvertes entre 3 et 4 jours.

**8. Propriétés pharmacologiques**

**8.1. Propriété antibactérienne**

De nombreuses études biologiques réalisées sur les extraits de *Mondia whitei* ont révélé que celle-ci possède une activité antibactérienne. En effet, L'huile essentielle des racines de *Mondia whiteï* s'est montrée active contre divers organismes pathogènes cliniques, savoir *Bacillus cereus, Escherichia coli, Klebsiella pneumoniae, Pseudomonas aeruginosa, Proteus mirabilis, Salmonella thyphi, Staphylococcus aureus and Streptococcus pyogenes* [21]. L'extrait au chloroforme des racines de *Mondia whiteï* a montré une activité antimicrobienne contre divers genres de bactéries, entre autres, *Staphylococcus aureus, Pseudomonas aeruginosa, Escherichia coli, Klebsiella pneumoniae et Salmonella thyphi* [22]. Aussi, l'extrait méthanolique des racines de *Mondia whiteï* s'est montré active contre les bactéries Gram-positif comme *Bacillus subtilis, Enterococcus faecalis, Micrococcus luteus et Staphylococcus aureus des bactéries Gram-négatif dont Escherichia coli et Klebsiella pneunomoniae* [78].

### 8.2. Propriété antifongique

L'huile essentielle des racines *Mondia whiteï* s'est montrée biologiquement active contre diverses espèces fongiques parmi lesquelles : *Aspergillus flavus, Aspergillus niger, Fusarium oxysporium, Penicillium sp, Rhizopus stolinifer, Rhizoctonia solani et Mucor sp.* [79 ; 20]. De plus, l'huile essentielle extraite des racines de *Mondia whitei* s'est révélée active contre *Candida albican* [21].

### 8.3. Propriété antidiabétique

Pereira et *al.*, (2019) [16] dans leur étude ont évalué l'activité antidiabétique des composés identifiés à partir des plantes médicinales africaines. Au total, 867 composés de 300 plantes ont été testés in silico Web DIA-DB (http://bio-hpc.eu/software/dia-db) contre 17 cibles connues de médicaments antidiabétiques. Quatre cent cinquante composés ont été identifiés comme inhibiteurs potentiels, avec 184 plantes identifiées comme sources de ces composés. Parmi les plantes identifiées comme nouvelles sources riches en composés avec un potentiel antidiabétique figure *Mondia whiteï*. La 5-chloropropacine, la 7-hydroxy-4,6-diméthoxypropacine et la propacine sont les composés responsables de cette activité antidiabétique [16].

## 8.4. Propriété antioxydante

Les résultats du test radical-scavenging des études réalisées par Afanyibo et *al.*, (2019) [80] ont montré que les extraits aqueux des feuilles et des racines de *Mondia whiteï* possèdent une activite antioxydante. Les travaux de Gbadamosi et Erinoso (2015) [81] ont montré aussi que les extraits éthanoliques des feuilles et des racines de *Mondia whiteï* exhibent une activité antioxydante. Ils rapportent que le pourcentage d'inhibition des radicaux libres pour les feuilles était de 32,57 % contre celui des racines qui s'élèvent à 47,23 %. Aussi, les extraits aqueux des fruits de *Mondia whiteï* ont révélé une activité antioxydante [82]. Par le test radical ABTS à partir de l'extrait méthanolique des écorces des racines de *Mondia whiteï,* Bongo et *al.* (2017) ont mis en évidence l'activité antioxydante de cette plante [83].

## 8.5. Propriétés aphrodisiaques

L'extrait aqueux des écorces des racines de *Mondia whitei* a montré un effet réversible antispermatogenique et antifertilité après 55 jours du traitement des rats adultes [84]. En effet, une administration chronique des écorces des racines de *Mondia whitei* (400 mg/Kg/jour) pendant 55 jours a causé des lésions des testicules résultant de la cessation de la spermatogenèse, une modification dégénérative des tubules séminifères et des épididymes. De plus, par leurs travaux, Mabonga et *al.*, (2019) ont évalué les effets de l'extrait aqueux des racines de *Mondia whiteï* sur la fertilité en déterminant les caractéristiques des spermes, entre autres, la quantité, la mobilité totale, la vitalité des spermes à l'aide d'un microscope et d'une chambre de neubaeurs chez les rats albino mâles [85]. Les résultats ont montré des effets significatifs sur la fertilité des rats albinos mâles. Ce qui leur a permis de conclure que *Mondia whiteï* peut altérer la fertilité en affectant la qualité du sperme, ce qui entraine une diminution du nombre, de la morphologie, de la motilité et de la vitalité des spermatozoïdes. Cela montre que *Mondia whiteï* pourrait être cytotoxique et entrainer un hypogonadisme hypogonadotrophique et une oligoasthénotératozoospermie.

Par ailleurs, l'extrait aqueux des racines de *Mondia whitéï* administré oralement aux rats mâles (400 mg/kg) pendant 8 jours a induit une augmentation significative du poids des testicules indiquant ainsi que *Mondia whiteï* possède une propriété androgénique [86].

Lampio et *al.* (2008) [87] ont rapporté que les extraits aqueux des racines de *Mondia whiteï* améliorent considérablement la mobilité totale aussi bien que la mobilité progressive en fonction du temps. Ce qui permet de traiter les patients affectés par l'asthénozoospermie.

Aussi, Lampio (2008) [36] a rapporté que *Mondia whiteï* augmente la libido (le désir sexuel) en augmentant les niveaux de testostérone. De même, Cássia da Cruz et *al.*, (2017) [88] ont démontré l'efficacité des racines de *Mondia whitei* pour accroitre la libido ; parallèlement, ils ont démontré l'efficacité d'un régime hypocalorique, hyperproteïque et hypolipidemiant sur la libido qui permet d'améliorer les fonctions sexuelles et érectiles et d'augmenter les niveaux de testosterone.

Watcho et *al.*, (2012) [25] par leurs travaux ont montré que le β-sitostérol et le mélange d'acétate d'alpha et de β-amyrine isolés de *Mondia whiteï* améliorent la fonction érectile. Ils ont traité les rats mâles adultes sexuellement inexpérimentés avec le β-sitostérol et le mélange d'acétate d'alpha et béta-amyrine à des doses de 0 mg/kg (témoin), 10 mg/kg ou 50 mg/kg, 1 heure après le traitement, les latences et les fréquences d'intromission de l'érection, la latence de l'éjaculation et l'intervalle post-éjaculation ont été mesurés pendant 60 minutes. Les résultats ont montré que le béta sitostérol et le mélange d'acétate d'alpha et béta-amyrine augmentent de manière significative la fréquence de montée (P<0,05), l'érection pénienne (P<0,001) et la latence de l'éjaculation par rapport au témoin. La fréquence d'intromission est restée inchangée (P<0,05) par rapport au témoin. Les deux composés purifiés étaient efficaces à une dose plus faible (10 mg/ kg de poids corporel), bêta-sitostérol étant le plus puissant. Parallèlement, Quasie et *al.*, (2010) [89] ont démontré que les racines de *Mondia whiteï* a un effet sur la dysfonction érectile similaire au sildénafil (viagra) qui stimule la libération d'oxyde nitrique, ce qui détend les muscles, augmente le flux sanguin et provoque les érections. En effet, ils ont administré aux lapins des doses quotidiennes de 100 à 400 mg/kg d'extrait brut de *Mondia whiteï* et sildénafil (50 mg/kg) comme contrôle positif pendant 6 semaines. L'activité oxyde nitrique synthase des tissus du cavernasol et les niveaux d'expressions des protéines oxyde nitrique ainsi que nitrique oxyde synthase et phosphodiesterase ont été étudié. Ils ont également étudié l'effet de l'extrait brut du chloroforme et de la fraction d'éther de pétrole in vitro sur l'activité oxyde nitrique synthase des tissus du cavernosal et les niveaux oxyde nitrique et monophosphate guanosine cyclique à 0,01 à 0,10 mg/kg de tissu. Les résultats ont indiqué que l'extrait brut a augmenté l'activité de l'oxyde nitrique de 7% à 200 mg/kg avec des augmentations d'oxyde de nitrique de (88 %) et du monophosphate guanosine cyclique (480 %). Aucun changement significatif dans ces mesures n'a été observé avec les doses de 100 et 400 mg/kg alors que le sildenafil les a légèrement réduits (15,9-37,5%). Les expressions de protéines d'oxyde nitrique synthase et de phosphodiesterase chez les animaux testés n'étaient pas différentes de celles des témoins. La pré-incubation du tissu caverneux in vitro avec l'extrait brut de *Mondia whiteï* et sa fraction chloroformique a nettement augmenté l'activité de l'oxyde nitrique synthase (26-132 %) et les niveaux d'oxyde nitrique et de monophosphate guanosine cyclique (50-400 %) à 0,01 mg/g de tissu, mais ceux-ci ont été réduits à des niveaux proches du contrôle lors que leurs concentrations ont été augmentées à 0,10 mg/g de tissu alors que la fraction d'éther de pétrole n'a eu aucun effet.

En outre, watcho et *al.*, 2013 [90] ont utilisé les extraits aqueux et à l'hexane de *Mondia whiteï* pour évaluer les effets pro-éjaculatoire de la plante. Chez les rats sectionnés par cordon spiralé et anesthésiés à l'urethane, ils ont inséré deux électrodes dans les muscles bulbo spongieux. Le schéma éjaculatoire a été enregistré sur un polygraphe après stimulations urétrales et péniennes, injections intraveineuses de solution saline (0,1 mL/100g), dopamine (0,1 μM/kg), extrait aqueux et hexane (20 mg/kg). Chez tous les rats spinaux, les stimulations urétrales et péniennes induisaient toujours le schéma moteur de l'éjaculation. L'extrait aqueux ou hexanique de *Mondia whiteï* (20 mg/kg) a empêché l'expression du schéma moteur de l'éjaculation. Ces résultats montrent que *Mondia whiteï* possèdent des effets préventifs sur l'expression de l'éjaculation fictive chez les rats mâles en spirale, qui ne sont médiés par la voie dopaminergique.

Mensah et *al.*, 2015 [91] ont rapporté que *Mondia whiteï* a une activité semblable à celle des œstrogènes sur le système reproducteur féminin. Ils ont déterminé les effets de l'extrait éthanolique des racines sèches de *Mondia whiteï* sur le système reproducteur féminin à l'aide du test uterotrophique de l'oviducte de poussin, d'un essai œstral cyclique chez des rats Sprague Dawlay et d'une analyse biochimique du sérum. Les résultats ont montré que *Mondia whiteï* (30-300) mg/kg ou le benzoate d'estradiole (0,1-à 0,8 μg/kg) a provoqué un oviducte dose dépendant de Leghorns blanches. Le traitement du rat avec *Mondia whiteï* (30-300) mg/kg a augmenté la durée de l'oestrus et modifié la répétabilité cycle du suivant. L'indice d'oestrus variait entre 41,67 et 49, 21 à la dose de *Mondia whiteï* utilisée contre 25 pour les témoins. Il y'avait une altération du profile lipidique avec une réduction des HDL, mais une augmentation des VLDL, des LDL et des triglycérides.

Pratap et Rajender, (2012) [92] ont montré que *Mondia whiteï* traite l'impuissance sexuelle, augmente la production ou la densité des spermes.

### 8.6. Propriétés inhibitrices de la tyrosinase, de l'acéthylcholinesterase

Le 2-hydroxy-4-méthoxybenzaldéhyde extrait des racines de *Mondia whiteï* est un puissant inhibiteur de la tyrosinase [93]. Par leurs études, Kubo et *al.* (1999) ont montré que ce composé a inhibé l'oxydation de L-3,4-dihydroxyphénylalanine (L-DOPA) par la tyrosinase de champignon avec un $ID_{50}$ de 4,3 µg/mL (0.03 mM).

L'extrait méthanolique des racines et des tiges de *Mondia whiteï* a montré une activité inhibitrice de l'acethylcholinenesterase importante [94].

### 8.7. Propriétés analgésique et anti-inflammatoire

Il ressort des travaux réalisés par Githinji et *al.* (2012) [95] que l'extrait au chloroforme des racines de *Mondia whiteï* possède une propriété analgésique dans le test de contorsion induite par l'acide acétique. L'étude réalisée par Kanui et *al.*, (2012) [96] a montré que le 9-hexacosène et le stigmastérol isolés de l'extrait au chloroforme des racines de *Mondia whiteï* possèdent une propriété analgésique et anti-inflammatoire.

### 8.8. Propriétés Antidiarrhéique et cardiotoxique

L'étude réalisée par Ndukui et *al.*, (2013) [97] a révélé que l'extrait éthanolique des écorces des racines fraiches de *Mondia whiteï* possède une propriété anti-diarrhéïque. Cette propriété est attribuée à la forte présence des saponines, phénols, alcaloïdes et tannins présents dans cet extrait et qui sont reconnus responsables de cet effet diarrhéique.

Par ailleurs, Okon et *al* (2012) [98] ont rapporté que l'extrait au chloroforme des racines des *Mondia whiteï* possède des potentiels de cardiotoxicité. En effet, des investigations histologiques ont révélé que cet extrait de *Mondia whiteï* induisait des modifications fibrillolytiques sévères avec myofibres hypertrophiques pâles, un myocarde étendu, une nécrose, une infiltration de cellules inflammatoires et un œdème, d'une manière dépendante de la dose et de la durée.

**8.9. Propriétés antiépileptique et antidépressive**

Adediwura et *al.*, (2013) [99] ont rapporté que les extraits méthanolique, d'acétate d'éthyl et d'hexane des feuilles *Mondia whiteï* à 100 mg/kg, 50 mg/kg et 25 mg/kg ont montré un effet dose-dépendant en retardant l'apparition et en réduisant la durée des crises. La présence des divers constituants (saponines, tannins, flavonoïdes) peut être responsable de différents modes d'actions dans les activités antiépileptiques de ces extraits de *Mondia whiteï*.

Peterson et *al.* (2008) [100] ont étudié les effets de l'extrait éthanolique des racines de *Mondia whiteï* sur la dépression chez des modèles des animaux en utilisant le test de nage forcée chez la souris et le rat et le test de suspension, de la queue chez la souris. Les doses de 125, 250 et 500 mg/kg de l'extrait étaient administrées par voies orales aux animaux. L'extrait à 250 mg/kg a révélé un effet important sur le test de nage forcée chez le rat prouvant ainsi ces effets antidépressifs. Par ailleurs, les études réalisés sur la partie aérienne de *Mondia whiteï* ont permis l'isolement de du (-)-

loliodide, un monoterpène lactone, responsable de l'affinité du transporteur de la sérotonine [19].

### 8.10. Propriétés insecticide et ovicide

Djomaha et *al.*, (2019) [101] ont rapporté que la poudre et l'extrait aqueux des racines des *Mondia whiteï* possèdent des propriétés insecticides contre les insectes ravageurs des maïs stockés. Cet effet insecticide se traduit par un taux fort de mortalité des insectes après 28 jours et 96 heures pour la poudre et l'extrait aqueux respectivement, après avoir appliqué un traitement à base du mélange des taux différents de la poudre (0,25 ; 0,50 ; 0,75 et 1g/20g de grains de maïs) et de l'extrait (0,25 ; 0,50 ; 0,75 ; et 1g/mL) avec 20 g de grains de maïs infectés avec 20 grains de grains de maïs adultes non sexués.

De plus, les études réalisées par Andati et *al.*, (2021) [102] ont révélé que le 2-hydroxy-4-méthoxybenzaldéhyde, le principal composé isolé des racines de *Mondia whiteï* possède une propriété ovicide contre les œufs des *Anopheles gambiae*.

### 9.11. Propriété antipalutique

Owolabi et *al.* (2020) [103] ont étudié l'activité antipaludique in vivo de l'extrait méthanolique des feuilles de *Mondia whiteï* sur plasmodium résistant à la chloroquine. Les résultats de leur étude ont montré que la dose moyenne quotidienne de *Mondia whiteï* est 39,3 %. Le médicament standard, la chloroquine était à 85,4 %. Aussi, l'étude de l'activité antipaludique de l'extrait méthanolique des racines de *Mondia whiteï* sur les souris infectées réalisée par Olanlokun et *al.*, (2021) [104] a montré que l'extrait de *Mondia whiteï* a 0,89 % de parasitémie et 79,7 % à la dose la plus élevée utilisée après les 7 jours par rapport au témoin non traité. Cette propriété antipaludique est due à la présence des coumarines et de l'acide chlorogénique contenus dans *Mondia whiteï* [105].

### 8.12. Propriété antidrepanocytose ou antifalcimiante

Les études réalisées sur les extraits éthanoïque et au dichlorométhane des racines de *Mondia whiteï* ont montré que ceux-ci possèdent une activité antidrépanocytose [106].

L'extrait éthanolique et la fraction au dichlorométhane des écorces des racines de *Mondia whiteï* ont montré une forte activité anti-falcimiante [83]. La fraction au dichlorométhane a montré une forte activité (concentration minimum 6,25µg/mL) que l'extrait éthanolique. Cette forte activité de la fraction au dichlorométhane est due à la présence des terpènes acides qui sont des molécules apolaires. En effet, les molécules apolaires ont une grande capacité de pénétration cellulaire, ce qui leur conférerait le pouvoir d'interférer avec les mécanismes cellulaires au détriment de la normalisation des cellules malades (falciformes), conduisant ainsi à la restauration de leur netteté biconcave caractéristique normale [83].

### 8.13. Propriété anticancer

Onohuean et *al.*, (2022) [23] ont mené les travaux sur *Mondia whiteï* afin de déterminer les effets cytotoxiques des extraits des feuilles de cette plante sur les lignées cellulaires. Il ressort de leurs études que les extraits aqueux, éthanolique, au chloroforme des feuilles de *Mondia whiteï* ont montré les effets cytotoxiques significatifs sur les concentrations de lignées cellulaires traitées de 150 à 200 µg/mL et 100, 150 et 200 µg/mL pour les cellules HT-29 et HeLa, respectivement. De plus de nombreux composés de ces extraits ont montré la capacité d'inhiber la CathB, révélée par le test in silico. Ces résultats suggèrent l'effet potentiel de *Mondia whiteï* sur la cellule cancéreuse. De même, Ogbole et *al.,* (2017) [107] ont prouvé dans leurs études que *Mondia whiteï* possède une significative cytotoxique activité.

## 8.14. Propriété antinociceptive

A travers leur étude, Githinji et *al,* (2011) [108] ont évalué l'activité antinociceptive du stigmastérol et du 9-hexacosene par le test au formol. Il ressort de leur étude que le stigmastérol a réduit le temps passé à lécher, mordre et/ou soulever la patte injectée dans les phases précoce et tardive du test de formation. Cette réduction s'est avérée dépendante de la dose et statistiquement signification (P<0,001) à une dose de 30 mg/kg de poids corporel. Le 9-hexacosène a produit un effet antinociceptif dose-dépendant et statistiquement signification (P<0,001) sur la phase tardive du test au formol à une dose de 7,5 mg/kg de poids corporel. Aucun déficit moteur neurologique ou autre déficit comportemental n'a été observé [108].

## 8.15. Propriété ergogénique

Mibo'o et *al.,* (2016) [109] ont évalué la propriété ergogénique de *Mondia whiteï,* les toxicités aiguë et subaiguë chez le rat à partir d'une boisson préparée avec l'extrait brut des racines de *Mondia whiteï* plus le sel et le sucre en utilisant les méthodes standards. Les résultats ont montré que la boisson contenait 97,53 % d'eau ; 4,04 ± 0,6 g/dL de glucides ; 80,5 ± 0,21 mg/dL de sel et comme valeur calorique 29,30 ± 0,21 Kcal/dL. La dose Létale (DL) 50 de la masse sèche était supérieure à 5000 mg/Kg pour la toxicité subaiguë. Les performances d'endurance des rats testés étaient supérieures à celles du groupe témoin après 8 semaines de consommation de la boisson. Cette boisson respecte la composition standard des boissons sportives et possèdent des propriétés énergisantes, hydratantes et ergogéniques.

## 8.16. Propriété protective contre l'hépatotoxicité et antivirale

Anadozie et *al.* (2023) [110] ont administré le dichlorure de cadmium à un groupe de rats avec la concentration de 5 mg/kg de poids corporel par voie orale pendant 5 jours. A d'autres groupes de rats, ils ont administré une concentration de 5 mg/kg chlorure de cadmium pendant 5 jours, co-treatés avec 70 mg/kg de poids corporel de la silymarine avec les concentrations de 250 et 500 mg de poids corporel de l'extrait de fruit de *Mondia whiteï* pendant 7 jours. Les résultats ont montré que, le cadmium a provoqué une augmentation significative ($P<0,05$) de la concentration de cadmium dans le foie ainsi que des marqueurs de la fonction hépatique tels que l'analine aminotransferase, l'aspartate, lactate déshydrogénase et la bilirubine en complément. Une élévation signification ($P<0,05$) du niveau de la malondialdéhyde et une réduction du statut antioxydant de l'oxyde nitrique ont été observées chez les rats exposés au chlorure de cadmium, une dégénéscence hépatique et une zone porte encombrée ont été également observées.

Les changements ont été cependant induits chez les rats intoxiqués au cadmium co-traités avec de la silymarine, 250 mg/Kg ou 500 mg/kg d'extrait aqueux de fruit de *Mondia whiteï*. Ces résultats révèlent que l'extrait aqueux de fruit de *Mondia whiteï* a un effet protecteur contre les dommages causés par le chlorure de cadmium chez les rats. Cet effet protecteur est du à la présence des composés phytochimiques dans le fruit de la plante capables d'éliminer le stress oxydatif induit par le chlorure cadmium.

Par ailleurs, ogbole et *al.*, (2018) [111] ont rapporté que l'extrait mathanolique des racines de *Mondia witheï* est active contre échovirus avec une concentration cytotoxique (CC50) de 132,50 de µg/mL.

### 8.17. Propriétés antitrypanosomienne, antileishmannienne et antischistosomienne

Les activités antitrypanosomienne et antileishmanienne ont été réalisées avec des parasites promastigotes, *Trypanosomia brucei et Leishmania donovani* respectivement, à l'aide de l'extrait aqueux éthanolique des racines de *Mondia whiteï* [112]. Les résultats ont montré que l'extrait aqueux éthanolique de *Mondia whiteï* ont des activités antitrypanosomienne et antileishmanienne avec des $IC_{50}$ de 35,10 et 31 µg/mL respectivement. L'activité antileishmanienne est due à la présence des glucosides présents dans les racines de la plante.

Par ailleurs l'étude faite par Sparg et *al.* (2000) [76] sur le potentiel antischistosomien réalisée à partir des racines de *Mondia whiteï* par le test DBA in vitro sur *Schistosomia haematobium,* à la concentration de 25mg/mL a montré que *Mondia whiteï* possède une propriété antischistosomienne [113].

## 9. Conclusion

Les extraits de différentes parties de *Mondia whiteï* de pays couvrant son aire de répartition sont marqués par une diversité de composés chimiques. Plusieurs usages médicinaux de *Mondia whiteï* sont signalés à travers son aire de répartition. Son utilisation comme aphrodisiaque est la plus populairement citée dans tous les pays africains où celle-ci est utilisée à des fins médicaux. Aussi, *Mondia whiteï* possède une multitude de propriétés pharmacologiques qui sont décrites à travers les nombreuses études scientifiques susmentionnées confirmant ses usages médicaux traditionnels. La diversité dans sa composition chimique lie ses différentes structures chimiques aux activités biologiques, entrainant ainsi des effets biologiques auquels s'ajoutent des effets physiques et chimiques divers qui méritent d'être valorisés.

## Références

[1]. McCartan S.A.; Crouch N.R. (1998). In vitro culture of *Mondia whiteï* (Periplocaceae). A threatened Zululand medicinal plant. *South African Journal of Botany*, 64:313-314.

[2]. Aremu A. O.; Cheesman L. ; Finnie J. F.; Van Staden J. (2011). *Mondia whiteï* (Apocynaceae) A review of its biological activities, conservation strategies and economical potential, *South African Journal of Botany*, 77: 960-971.

[3]. Venter H.J.T.; Verhoeven R. L.; Bruyns P.V. (2009). Morphology and taxonomy of *Mondia* Apocynaceae: periplocoideae. *South African Journal of Botany*, 75: 456-465.

[4]. Crouch NR, Nichols G., Hutchings A. (1998). Umondi: the versatile herb of Africa. Custos, 5:24-25.

[5]. Bouquet A. (1975). Pharmacopée et plantes médicinales congolaises. p.57-66.

[6]. Ross J. H. (1978). *Mondia whitei,* tab. 1792 In: Killick, D. J. B. (Ed.); Flowering Plants of African, Vol.45. *South African National Biodiversity Institute*, Pretoria, South African.

[7]. Kokwaro J.O. (2006). Plants species and diseases treated. Medicinal plants of East African. Kenya Literature Bureau; Ed. 2:42.

[8]. Burkill H. M. (1997). The useful plants of West Tropical African. 2nd Edition, vol 4, Royal Botanical Gardens, Kew Richmond, United Kingdom.

[9]. Amoussou B. F.; Badoussi M.E. ; Houndji S. ; Odjegnide S. ; Gbenou J.; Kayode P. (2019). Essai de production d'extrait bioactif et bio-aromatisant à partir des racines de *Mondia whiteï* (Hook. f.) Skeels (Apocynaceae) d'écologie beninoise. *European Scientific Journal*, 15(21): 339-360.

[10]. Mukonyi K. and Ndiegel.O. (2001). 2-hydroxy-4-méthoxybenzaldéhyde : Aromatic taste modifying compound from *Mondia*

*whytei* Skeels. *Bulletin of the Chemical Society of Ethiopia*, 15(2): 137-141.

[11].Tapondjou T.A.; Woguen V.; Womeni H. M. Potential of essential oils from four camerounian aromatic plants used in integrated protection of stored products programs. Proceedings of the 12th International Working Conference on Stored Products Protection (WCSPP), Berlin, Germany, 7-11, october, 2018.

[12]. Ouamba J.M.(1991). Valorisation chimiques des plantes aromatiques du Congo. Extraction et analyse des huiles essentielles. Oximation des aldéhydes naturels. Thèse de Doctorat d'Etat de Montpelleier II. Montpellier. France.

[13].Ndzeli Likibi B., Madielé Mabika A. B, Gouollaly Tsiba, Moutsamboté J-M, Nsikabaka S., Ouamba J. M. (2020). Cristal de l'huile essentielle de *Mondia whiteï* (Hook. f.) Skeels : Isomère de la vanilline (2-hydroxy-4-méthoxybenzaldéhyde). International Journal of Innovation and Applied Studies, 28(2):567-574.

[14].Chen Yungwu; Chen Hsinchun; Kuo Xhaokai ; Chang Longzen ( 2009). Volatile flavors compounds in *Mondia whitei. Journal of Taiwan Society for Horticultural Science*, 55(1): 55-62.

[15]. Patnam R..; Satya S. K.; Kossi Koumaglo H. and Roy R.(2005). A chlorinated coumarinolignan from the African medicinal plant, *Mondia whitei* (Hook f.). *Phytochemistry,* 66(6): 683-686.

[16]. Pereira A.S. P. ; Haan H. D. ; Peña-Garcia J.; Moreno M. M. ; Perez-Sãnchez H. ; Apostolides Z. (2019). Exploring african medicinal plants for potential anti-diabédique DIA-DB inverse virtual screening web server. *Molecules*, 24 (10): 2002.

[17]. Lamidi M.; Bourobou Bourobou H.(2010).Mondia whiteï (Hook. f.) Skeels [Internet] record from Protabase. In Schmelzer G. H.; Gurib-Fakim A. (Eds) PROTA (Plants resources of Tropical Africa / Ressources

végétales de l'Afrique tropicale) Wageningen, Netherlands http://database. Prota. Org/search. htm. Accessedon 2010/11/24.

[18]. Koorbanally N. A.; Mulholland D. A.; Crouch N. R. (2000). Isolation of isovanillin from aromatic roots of medicinal african liane *Mondia whitei*. *Journal of Herbs, Spices and Medical Plants*, 7(3): 37-43.

[19]. Neergaard J.S., Rasmussen H. B., Safford G.I., Van Staden J. & Jäger (2010). Serotonin transporter affinity of (-)-loliolide, a monoterpene lactone from *Mondia whiteï*. *South African Journal of Botany*, 76:593-596.

[20]. Youassi Y.Y.O.; Chameni N.S. ; Momo E. ; Ntah A.A.; Sen M. L.; Sameza M. L.; Tchoubougnang F.; Jazet D.P.M.; & Menut C. (2019). Chemical composition of essential oil of *Mondia whiteï* and antifungal activity against *Asperllus flavus* and *Penicillium sp.* The Mold Associated on Yams (Discorea rotundata Poir.) Tuber Rot. *Journal of Biologically Active Product from Nature*, Vol. 9(3): 197-204.

[21]. Gbadamosi I. T.;Aboaba S. (2016). Essential oil constituents and in vitro antimicrobial activity of the root of *Mondia whiteï* (Hook. f.) Skeels (Periplocaceae). *Journal of Pharmacognosy and Phytotherapy*, 8(8): 163-167.

[22]. Abdullali S.; Ojochide I.E.; Olufunmilayo A. A. and Abdulmumeen A. H. (2022). Phytochemical and antibacterial evaluations of chloroforme extract of *Mondia whiteï* (Hook. f.) Skeels. *Tanzania Journal of Science*, 48(4): 741-746.

[23]. Onohuean H. ; OnohueanF. E. ; Igbinoba S. L.. Ezeonwumelu J. O. C. ; Agu P. C. ;Ifie J. E. ; Deusdedit T. ; AjaP. M. (2022). Elucidation of chemical profiles and molecular targets of *Mondia whiteï* leave fractions bioactive as noveltherapeutics: an in vitro and in silico assay. *Journal of Genetic Engineering and Biotechnology*, 20(170): 1-17.

[24]. Taiwo B.; Osasan J. Y. ; Oluvidi Olujide O. ; Oyemitan Idris A.; Atoyebi Shaker A. M.; Elsgood, Mark R. J. and Jones R. C.F. (2017). Isolation of novel para-penthyl phenyl benzoate from *Mondia whiteï* (Hook.

f.) Skeels (Periplocaceae), synthesis and neuropharmacological evaluation. *Afr. J. Tradit. Complement Altern. Med.*, 14(1): 219-230.

[25]. Watcho P.; Zelefack F. Ngouela S.; Nguelefack T.B. (2012). Enhnacement of erectile function of sexually naïve rats by beta-sitosterol and alpha-beta amyrin acetate isolated from the hexane extract of *Mondia whiteï*. *Asian Pacific Journal of Tropical Biomedicine* (2012): 1266-1269.

[26]. Chokwe R.C.; Dube S. and Muzi Nundi M. (2022). Optimisation of ultra-sonication extraction method of major compounds found in *Mondia whiteï* using Design of Experiment. *Molecules*, 27: 2-10.

[27]. Msonthi J.D. (1991). A novel Phenolic glucoside from *Mondia whiteï* Skeels. *Bull. Chem. Soc. Ethiop.*, 5(2) : 107-110.

[28]. Ameray Y. ; Barku V. Y. A.; Bashiru F. (2009). Phytoconstituents of two medicinal plants species used as aphrodisiacs in Ghana. *Asian Journal of Chemical*, 21(8): 6048-6056.

[29]. Amaechi N. C. and Egesi N. M. (2017). Nutritional evaluation of a wild edible fruit *Mondia whiteï* (Hook. f.) Skeels consomed by some human populations in Izzi Clan, Ebonyi State, Nigeria. *Asian Journal of Advances in Agricultural Resarch*, 3(4): 1-10.

[30]. Mawunu M.; Pedro M.; LAntenschläger T.; Biduayi F. M.; Kapepula P.M.; Ngbolua K. N.; Luyeye F. L. and Luyindula N. (2020). Nutritional value of two underutilized wild plant leaves consumed as food in North of Angola: *Mondia whiteï* and *Pyrenacantha klaineana European Journal of Nutrition & Food Safety*, 12(8): 116-127.

[31]. Abdou Bouba A.; Ponka R.; Goudoum A. ; Njitang Yanou N. ; Abdulhamd El-Sayed M. ; Montet D. ; Scher J. ; Mbofung C. M. (2016). Amino acid and fatty profile of twenty wild plant used as speces in Cameroun. *American Journal of Food Science And Technology*, 4(2): 29-37.

[32]. Habinshuti J.; Muhizi T. ; Ndayambaje J. B. ; Akenga T. A. (2019). Nutritional value assessment of umufumba : a Rwandan wild edible plant *Mondia whiteï* (Hook. f.). *Food Science & Nutrition*, 7(1): 86-95.

[33]. Adjanohoun E. J. ; Aboubaka N.; Dramane K.; Ebot N. E.; Ekpere J. A.; Enow-Orock E.G. Traditional medicine and pharmacopoeia. Contribution to ethnobotanical and floristic studies in Cameroon OUA/STRC. Lagos: 1996.

[34]. Gundidza G. M. Mmbengwa V. M.; Ramalivhana N. J.; Mukwevho N. T.; Ndaradzi W.; Same A. (2000). Propriétés aphrodisiaques de certaines plantes médicinales formulation du Zimbabwé. *African Journal of Biotechnologie*, 8(22): 6402-6407.

[35]. Malan D. F.; Kouassi K G. ; Diop A. L. et Litta A. L. (2018). Typologie et composition des "bitters", macérés alcooliques traditionnels, chez les Anyi-Ndenye et Anyie-Sanwi, Est et Sud-Est de la Côte d'Ivoire. *Afrique Science*, 14(1): 146-155.

[36]. Lampio F. (2008). The role of *Mondia whiteï* in reproduction: review of current evidence. *The Internet Journal of Third World Medicine*, 8(1): 1536-1546.

[37]. Youga D. M.K. ; Sonkoué Njiméli P..; Kinfack C. P. ; Wouokoué Taffo J.B. ; Ndam Tacham W. ; Fonkou T. (2022). Knowledge and traditional uses of some aromatic and cosmetic plants species in the western highlands of Cameroon. *Open Journal of Applied Sciences*, 12(10):1698-1718.

[38]. Focho D. A. ; Ndam W. T. ; and Fonge B. A. (2009). Medicinal plants of Aguambu-Bamumumbu in the lebralem higlands, southwest province of Cameroun. *African Journal of Pharmacy and Pharmacology*, 3(1): 001-013.

[39]. Jacob G. A.; Katongole B ; Waisma D. ; Nsubugana G. (2008). Market survey of *Mondia whiteï* (mulondo) roots in Kampala city, Uganda. *Afr. J. Trad. Complement Alter. Med.*, 5(4): 399-408.

[40]. Mbanga Mola A ; A. Z. Idrissi ; Kalima Mwance R ; Biduaya Mukeba F. ; Fundiko Cakupewa M. ; Mangambu J. D. and Karhagomba Balagizi I. (2022). Ethnobotanical survey of plants used against erectile dysfunction in the commune of Ngaba in Kinshasa / DR Congo. *World Journal of Advanced Research and Reviews*, 13(3): 193-200.

[41]. VanWyk BE; Gericke N. People plants: a guide to useful plant in Sourth of African, Pretoria: *Brizza Publications*, 2000.

[42]. Mawunu M.; Kiangala J. V. ; Conçalves F. M. P. ; Iteku J. B. ; Ngbolua K. N. ; Lukoki F. L. ; (2023). Diversité floristique et valeur socio-économique des fruits et légumes feuilles vendus dans la municipalité de Uige, Angola. *Rev. Mar. Sc. Agr. Vét.*, 11(2) : 193-203.

[43]. Lautenschläger T. ; Mawunu M.. ; Pedro M. ; Mandombe J. L. ; Bränquima C. H. and Neinhuis C. (2018). First large –scale ethnobotanical survey in the province of Uige, northen Angola. *Journal of Ethnobiology and Ethnomedicine*, 15(51): 3-73.

[44]. Merel H. ; Akpovi akoègninou and Van der Maesen L. Jos G. (2004). Medicinal plants use to treat malaria southern Benin. *Economic Botanic*, 58: 239-252.

[45]. Ganlaki Tomavo H. T. R ; Medehouenou T. C. M.; Kougnimon F. E. E. ; Mensah D.D.J.; Dougnon T. V.; Abangla C.; Akpovi D.C. (2022). Etude ethnobotanique des plantes médicinales utilisées dans la contraception masculine au sud-Benin. *Journal of Applied Biosciences*, 169 :17645-17657.

[46]. Kouchadé A. S. ; Adomou A. C. ; Tossou G.M. ; Yedomonhan H. ; Dassou H. et Akoègninou A. (2016). Etude ethnobotanique des plantes

médicinales utilisées dans le traitement des maladies infantiles et vendues sur le marché au sud du Benin. *Journal of Animal & Plants*, 28(2) :4418-4438.

[47]. Adomou A. C. ; Yedomonhan H. ; Djossa B.; Legba S. I.; Oumorou M.; AKoegnimou A. (2012). Etude ethnobotanique des plantes médicinales vendues dans le marché d'Abomey-Calavi au Benin. *International Journal of Biological and Chemical Sciences*, 6(2) : 745-772.

[48]. Betti J. L. ; Ngankoué Manga C. ; Dibong S. D. et Singa A. E. (2016). Etude ethnobotanique des plantes spontanées vendues au marché de Yaoundé, Cameroun. *International Journal of Biological and Chemical Sciences*, 10(4) : 1678-1693.

[49]. Djeuga Youga M.K. ; Sonkoué Njiméli P..; Kinfack C. P. ; Wouokoué Taffo J.B. ; Ndam Tacham W. ; FonkouT. (2022). Knowledge and traditional uses of some aromatic and cosmetic plants species in the western highlands of Cameroon. *Open Journal of Applied Sciences*, 12(10):1698-1718.

[50]. Olembo N. K.; Stephen S. F.; Edah S. N. (1995). Medicinal and agricultural plants of Ikolomani division, Kakamega district. Nairobi Kenya: Development Partners.

[51]. Muthee J. K.; Gakuya D. W.; Mbaria J. M.; Kareru P. G.; Mulei C. M. ; Njonge F. K. (2011). Ethnobotanical study of anthelmintic and other medicinal plant traditionally used in Loitoktok district of Kenya. *Journal of Ethnopharmacology*, 135: 15-21.

[52]. Brian M. & Msonthi J. D. (1996). Chewa medical botany: a studyof herbalismin southern Malawi. LIT Verlag Münster, Volume 2, de Monographs from the International African Institute, 557p.

[53]. Gill L. S. (1992). Ethnome decal uses of plants in Nigeria. Uniben Press, Benin city, Nigeria.

[54]. Udoamaka F.; Ezuruike & Prieto J. M. (2014). The use of plants in the traditional management of diabetes in Nigeria: pharmacological and toxicological considerations. *Journal of Ethnopharmacology*, 155: 857-924.

[55]. Iyamah P. C. & Idu I. (2015). Ethnomedicinal survey of plants used in the treatment of malaria in southern Nigeria. *Journal of Ethnopharmacology*, 173: 287-302.

[56]. Agea J. G.; Katongole B.; Waiswa D.; Nabanoga Nsubuga G., (2008). Market survey (Mulondo) root in Kampala. *Africain Journal of Complement. Alten. Med.*, 5(4): 399-408.

[57]. Adjanohoun E. et *al.* (1993). Contribution to ethnobotanical and floristic studies in Uganda. Organisation of African Unity, Scientific Technical & Research Commission OUA/ CSTR, Lagos, 433p.

[58]. Nalumansi P. A.; Kamatenesi-Mugisha M. ; and Anywar G. (2017). Medicinal plants used during antenal care by pregnant Woman in Eastern Ouganda. *African Journal of Reproductive Health*, 21(4):33-44.

[59]. Kamatenesi M. M. H.; Oryem-Origa A.; Acipa A. (2011). Medicinal plant of Otwal and Ngai sub counties in Oyam district, Northerm Uganda. *Journal of Ethnobiology and Ethnomedicine*, 7(7), doi 101186/1746-4269-7-7.

[60]. World-Bank. Capitalizing on the bioeconomic value of multipurpose medicinal plant for the rehabilitation of dry lands in sub-Sahara African. In: JDH Lambert, PA Ryden, EE Esikuri (Eds.). Global environmental faciliting programm. The World-Bank. 2005.

[61]. Namukobe J.; Kasenene J. M.. ; Kiremire B. T.; Byamukama R.; Kamatenesi-Mugisha M.; Krief S.; Dumontet V.. Kabasa J. D. (2011). Traditional plants used for medicinal purposes by local communities around the northen sector of Kibale National Park, Uganda. *Journal of Ethnopharmacology*, 136(1): 236- 245.

[62]. Tugume T.; Kakudidi, E. K.; Buyinza M.; Namaalwa J.; Kamatenesi M.; Mucunguzi P.; Kalema J. (2016). Ethnobotanical survey of medicinal plant species used by communauties around Mabira central forest reserve, Uganda. *Journal of Ethnobiology and Ethnomedicine*, 12(5): 2-28.

[63]. Bakwaye Nzuki F. ; Termote C. ; Kembelo Kimbugu A. O.; Van Damme P. (2013). Identification et importance locale des plantes médicinales utilisées dans la région de Banza-Ngungu, République Démocratique du Congo. *Bois et Forêts des Tropiques*, 316(2) : 63-78.

[64]. Muluwa J. K.; Bostoen J. K. (2008). Noms et usages des plantes utiles chez les Nsong. Göteborg Africa, Informal séries, n°6, 71p.

[65]. Lathan P. and Konda K. M. A. (29014). Useful plants of Bas-Congo, DRC. 3rd edition, 409pp.

[66]. Kawanga R. ; Kidikwadi E. ; Lubini C. (2018). Analyse des techniques de prévelement des produits médicinaux des plantes dans les zones péri-urbaines de Kinshasa. *Revue Africain d'Environnement et d'Agriculture*, 1(1) : 51-59.

[67]. Ngbolua Koto-te-Nyiwa. ; Mihigo Shetonde O.; Liyongo inkoto C.; Masengo C. A. ; tshibangu S. T. D. ; Zoawe Gbolo B. ; Baboly R. ; Fatiany P. R. and Mpiana P. T. (2016). Ethno-botanical survey of plants pecies used in traditional medicine in kinshasa city (Democratique of republic of Congo), *Tropical Plant Research*, 3(2): 413-427.

[68]. Konda K. M., Kabakuru M., Mbemba B. ; Itufa et *al.* (2012). Plantes médicinales traditions. Province de l'équateur- RD Congo, Kinshasa. Institut de la Recherche en Sciences de la Santé (IRSS), à Kinshasa, 419p.

[69]. Nsimundele L. (1970). Répertoire des plantes médicinales des régions côtières du Mayumbe et du Bas-Congo, 1966-1968. Rapport, Institut National pour l'Etude Agronomique du Congo, République Démocratique du Congo, 8p.

[70]. Makumbelo E.; Lukoki L. ; Paulus J. J. S. & Luyindulu N. (2008). Stratégie de valorisation des espèces ressources des produits non ligneux de la savane des environs de Kinshasa: II. Enquête ethnobotanique (aspects médicinaux). *Tropicultura,* 26 (3) : 129-134.

[71]. Adjanohoun E.; Ahyi A. M. R.; Ake Assi; Baniakina J.; Goudoté E.; Keita A.; Mbemba C.. Mollet J.; Moutsamboté J.M.; Mpati J.; Sita P. (1988). Contribution aux études ethnobotaniques et floristiques en République Populaire du Congo, Agence de Cooperation Culturelle et Technique (ACCT), Paris, vol. 1, 605p.

[72]. Kerharo J. & Adam J. C. (1974). La pharmacopée sénégalaise traditionnelle. Plantes médicinales et toxiques. Editions, Vigot frères Paris, vol. 1, 1011p.

[73]. Karharo J. (1971). L'aromathépie et gemmothérapie dans la pharmacopée traditionnelle sénégalaise. *Journal d'Agriculture Tropicale et de Botanique Appliquée,* 18(4-6): 109-141.

[74]. Gbekey E. H. ; Karou Damintoti S.; Gnoulou C.; Agbodeka K. ; Anani K; TChacondo Tchadjobo ; Agbonon Amegnona ; Batawila K. ; Simpore J. (2015). Etude ethnobotanique des plantes utilisées dans le traitement du diabète dans la médecine traditionnelle dans la région Maritime du Togo. *PanAfricain Medical Journal,* (2015) : 1-16.

[75]. Agody M. ; Bakona Batomayena ; Batawila K . Wala K.; Dourma M.. Periki H.. Dimobe Kangbéni Bassene E. ; Akpagana K. (2019). Contribution au recensement des plantes médicinales au Togo : cas de la région Maritime. *European Scientific Journa*l, 15(24): 329-345.

[76]. Sparg SG, Van Staden J, Jaker AK (2000). Efficiency of traditionally used in South African plants against schistosomiasis. *Journal of Ethnopharmacologie,* 73: 209-214.

[77]. Gelfand M. S.; Mavi R. B.; Drummond & Ndemera B. (1985). The traditional practitioner in Zimbabwé. *Mambo Press*, Giveru (Zimbabwé), 411p.

[78]. Baskaran P.; Kumari A.; Noube B. and Van Staden J. (2016). Acethylcholinesterase-inhibition and antibacterial activity of *Mondia whiteï* adventitious roots and ex-vito grown somatic embryogenic-biomass. *Frontiers in Pharmacology*, 7:335: 1-7.

[79]. Tampondjou T. A.. Woguem V. ; Womeni H. M. (2018). Potential of essential oils from fours cameroom aromatic plants used in integrated protection of stored products programs. Procedings of the 12th International Working Conference on Stored Product Protection (WCSPP), Berlin, Germany, 7-11, October, 2018.

[80]. Afanyibo Y-G ; Esseh K. ; Idoh K. ; Koudouvo K. ; Agbonon A. ; Gbeassor M. (2019). Toxicity and antioxydant acivity of *Syzycium aromaticum, Mondia whiteï, Carissa spinarum and Caesalpinia bonduc. The Journal of Phytopharmacology*, 8(3):124-128.

[81]. Gbadamosi I. T. and Erinoso S. M. (2015). In vitro antioxidant and antimicrobial activities of *Mondia whiteï* (Hook. f.) Skeels. *Journal of Basic & Applied Sciences*, 11: 428-433.

[82]. Scholastica O. A.; Olusola B. A.; Oluwole B. A.; Juliet N. O.; Olukemi A. O.; Margaret M. U., Oyindamolo A. O.. Oluwatosin S. O. (2023). Protective effect of aqueous fruit extract of against cadmium-induced hepatotoxicity in rats. *Journal of Herbmed Pharmacology*, 12(1): 159-167.

[83]. Bongo G.; Inkoto C.; Masengo C. ; Tshiama C.; Lengbbiye E.; Djolu R. Mutwale K.; Kabamba Ngombe Mbemba T.; Tshilanda Dérothée ; Mpiana P. ; Ngolua K. (2017). Antisickling, antioxidant and antibacterial activities of *Afromamum alboviolaceum* (Ridley) K. Schum, , *Annona senegalensis* Pers. and *Mondia whiteï* of *American Journal of Laboratory Medicine*, 2(4) :52-59.

[84]. WAtcho P. ; Kamtchouing P. ; Sokeng S. ; Moundipa P.F.; Tantchou J.; Essame J. L. and Koueta N. (2001). Reversible antispermatogenique and antifertility activities of *Mondia whiteï* Linn in male albino rat. *Phytother. Res.*, 15(3): 26-29.

[85]. Mabonga C.; Kamau D.; Kagira J. ; Alkizim F. (2019). Effects of *Mondia whiteï* " Mukomboro" on sperm parameters in male lbino rats. *African Environmental Review Journal*, 4(3): 58-69.

[86]. Watcho P. ; Kamtchouing P. ; Sokeng S. D.; Moundipa P. F.; Tantchou, Essame J. L.; Koueta Noussithe (2004). Androgenic effect of *Mondia whiteï* roots in male rats. *Asian Journal Androl.*, -(3): 269-272.

[87]. Lampio F.; Krom D.; du Plessis S. S. (2008). The in vitro effects of *Mondia whiteï* on sperm motility parameters. *Phytoteherapy Research,* 22(9):1272-1273.

[88]. Cássia da Cruz, A.; Gonçalves Guerra N.; Pacelhe de Zouza K. E. B. ; Custódia da Silva, Gomes Otoni E. Alves M. R. ; and Bento R. (2017). The action of herbal medicine on the libido: aspect of nutritional increasing sexual desire. Nutrire, 42(29): 1-8.

[89]. Quasie O. Matey O. N.; Nyarko A. K..; Gbewonyo W. S.; Okine L. K.. (2010). Modulation of penible erection in rabbit by Mondia whiteï: possible macanism of action. *Afr. J. Trad. Complement. Altern. Med.*, 7(3): 241-252.

[90]. Watcho P.; Defo P. B. D.; Wankeu-Nya M.; Carro-Jurrez M.; Nguelefack T. B.; Kamanyi A. (2013). *Mondia whiteï* (periplocaceae) and *Guibourtia tesmannii* (Caesalpinaceae) facilitates fictive ejaculation in spinal male rats. *BCM Complement Altern. Med.*, 13(4): 1-9.

[91]. Mensha K. B., Bennhel C. ; Boakye-Gyasi E. (2015). Ethanol extract of the african Aphrodisiaque, *Mondia whiteï* (periplocaceae), possesses estrogenic activity, *Journal of Pharmaceutical Sciences,* 7(5): 1-4.

[92]. Pratap A. S.; Rajender S. (2012). Potent natural aphrodisiacs for the management of erectile dysfunction and male sexual debilidies. *Frontiers in Bioscience* S4, 167-180.

[93]. Kubo I., Kinst-Hori I. (1999). 2-hydroxy-4-methoxybenzaldehyde: A potent tyrosiane inhibitor from african medicinal plant. *Plant Medica,* 65(1):19-24.

[94]. Ponnusamy Baskaran ; Aloka Kumary ; Bhekumthetho N. ; Johannes V. S. (2016). Acethylcholinesterase-inhibition and antibacterial activity of *Mondia whiteï* adventitious roots and ex-vitro grown somatic embryogenic-biomass. *Frontiers in Pharmacology,* 7: 1-7.

[95]. Githinji C. G., Mbugua P. M.. Kanui T.I. and Kariuki D.K. (2012). Phytochemical and analgesic evaluation of *Mondia whiteï* (Hook. f.) root. *Journal of Pharmacognosy and Phytotherapy,*4(3): 26-32.

[96]. Kanui I. ; Githinji C. G., Kariuki D., Mbuagua P. (2012). Analgésique and anti-inflammatory activities of 9-hexacosene and stigmasterol isolated from *Mondia whiteï, Phytopharmacology,* 2(1): 212-223.

[97]. Ndukui Gakunga J.; Sembajwe L.F.; Kateregga J.; Vudriko P. (2013). Phytocamical screening and antidiarrheal activity of ethanolic fresh root bark extract of *Mondia whiteï* in albino rats., *Journal of Pharmaceutical and Scientific innovation,* 2(6): 1-6.

[98]. Okon A. V.; BankoleI. K. ; Eneasato A. P. ; Ezeah G. P.; Bankole S. A. (2012). Histological changes in the heart of rats fed diet containing *Mondia whiteï. International Journal of Basic, Applied and Innovation Research,* 1(4): 105-110.

[99]. Adediwura A. F and Oluwatosin F. O. (2013). Antiepileptic activities of the extract and fractions of *Mondia whiteï* (Hook. f.) Skeels. *Pharmacognosy Journal,* 5: 256-258.

[100]. Peterson M. E. ; Szewczyk B. ; Stachowicz K.; WieronskaJ. (2008). Effects of South African traditional medicine in animal models for depression. *Journal of Ethnopharmacology*, 119 (3): 242-548.

[101]. Djohama E. S. ; Kenong N. R. and Tarla D. (2019). Bioefficacy of some medicinal plant powders and extracts against maize weevil (*Sitophilus zeamais.* Coleoptera Curculionidae). *Cameroon Journal of Experimental Biology*, 13 (1):34-39.

[102]. Andati R. E. Omolo M. O. ; NdiegeI. O. (2021). Ovicidal activity of 2-hydroxy-4-methyoxybenzaldehyde, derivatives and structural analogues on *Anopheles gambiae* eggs. *Biology*, 7(3): 25-30.

[103]. Owolabi A. A. ; Fadare D. A. ; Ogbole O. O. ; Ajaiyeoba E. O. (2020). In vivo antimalarial activity of methanol extract and fractions of *Brachystegia eurycoma* and *Mondia whiteï* on chloroquine-resistant *Plasmodium berghei. Nigerian Journal of Natural Products and Medecine*, 25: 35-41.

[104]. Olanlokun J. O. (2021). In vitro inhibition of beta-hematin formation and in vivo effects of *Dyospyros mespiliformis* and *Mondia whiteï* methanol extracts on chloroquine-susceptible *Plasmodium burghei*-induced malaria in mice. *Interventional Medicine and Applied Science*, 11(4): 197-206.

[105]. Olanlokun J. O. ; Bodede O. ; Prinsloo G. ; Olorusongo O. O. (2021). Comparative antimalarial, toxicity and mitoprotective effects of *Dyospyros mespiliformis* Hochts. Ex A. DC. and *Mondia whiteï* (Hook f.) Skeels on *Plasmodium burghei* infection in mice. *Journal of Ethnopharmacologie,* 2021 mars 25:268/113585.doi : 10.1016/Jep 2020.113585.EPUB 2020.

[106]. Ngbolua J. P. ; Inkoto C. ; Massengo C. (2019). Criblage phytochimique de trois taxons végétaux traditionnellement utilisés contre la drépanocytose en République Démocratique du Congo, United Kingdom, *Editions Européennes Universitaires*, 80p.

[107]. Ogbole O. O. ; Segun P. A. ; Adeniji A. J. (2017). In vitro cytotoxic activity of medicinal plants from Nigeria ethnomedicine on Rhabdomyosarcoma cancer cell line and HPLC analysis of active extracts, *BMC Complementary Medecine and Therapies*, 17(1): 494.

[108]. Githinji C. G.; Mbungua P. M.; Kanui T. I. ; Kariuki D. K. (2011). Antinociceptive effects of stigmastérol and 9-hexacosène isolated from *Mondia whiteï* (Hook. f.) root. *International Journal of Phytopharmacology*, 2(2): 70-75.

[109]. Mibo'o P. ; Pieme A. C. ; Omgba A. L. F.; Dohbogba Ndinga Nwanga M. ; Beka R. B. ; Nso E. ; Mbofung C. M. F. ; Ngogang Yankeu J. (2016). A sport drink extracted from *Mondia whiteï* roots: impact on endurance performance. *Journal Food Science Research*, 1(2): 061-076.

[110]. Anadozie S. O ; Adewale OB. ; Akawa O. A.; Olayinka J. N.; Osukoya O.A..; Umanah M. M.; Olaoye O. A. ; Oludora O. S. (2023). Protective effect of aqueous fruit extract of *Mondia whiteï* against cadmium-induced hepatotoxicity in rats. *Journal of Herbmed Pharmacol.*, 12: 159-167.

[111]. Ogbole O. O.; Akinleye T. E.; Segun P. A.. Faley T. C.; Adeniji A. J. (2018). In vitro antiviral activity of twenty-seven medicinal plant extacts from southwest Nigeria against three serotypes of echoviruses. *Virol. Journal*, 15(1): 110-119.

[112]. Ohashi M.; Amoa-Bosompem; Kwofie K. D.. Agyapong J.; (2018). In vivo Antiprotozoan activity and mechanisms of action of selected Ghanaian medicinal plants against *Trypanosoma, Leismania,* and *Plasmodium parasites*. *Phytotherapy Research*, 32(3): 1-15.

[113]. Aremu A. O.; Finnie J. F. Staden Van J. (2012). Potential of south africain medicinal plants used as anthelmintic- Theirs efficacy, safety

concerns and reappraisal of current screening methods. *South African Journal of Botany*, 82: 134-150.

# Chapitre 2

## Importance socio-économique, industrielle, défis écologiques et stratégies de protection de *Mondia whiteï* (Hook. f.) Skeels

### 1. Introduction

Les plantes constituent un potentiel économique remarquable qui favorise la croissance économique, le developpement industriel, générant des emplois et des revenus, permettant d'améliorer les conditions de vie et assurant le bien être humain. L'une d'elles *Mondia whiteï* est une plante médicinale constituant un potentiel de développement socio-économique important des pays africains couvrant son aire de répartition. Elle constitue une activité lucrative florissante créant des emplois et générant des revenus, contribue aux économies des ménages, assure la croissance économique. Elle permet de promouvoir les exportations l'Afrique vers l'Europe, l'Asie et l'Amérique et connait un intérêt croissant dans le domaine industriel.

En raison de sa surexploitation liée à ses intérêts multiples notables, l'espèce *Mondia whiteï* connait une érosion génétique. Pour proteger l'espèce végétale de l'activité anthropique, de nombreuses mesures écologiques ont été mises en place afin d'assurer sa pérennité.

Le présent chapitre vise à passer en revue l'importance socio-économique, industrielle, les défis écologiques et les stratégies de protection de *Mondia whiteï* (Hook f.) Skeels.

## 2. Commerce

Parmi les milliers des plantes utilisées en Afrique en médecine traditionnelle, *Mondia whiteï* figure parmi celles dont le commerce est largement développé dans son aire de répartition et au niveau international. En effet, cette espèce végétale fait partie de produit forestier non ligneux de grande valeur, commercialisé dans les marchés nationaux et internationaux, notamment pour son intérêt médicinal, alimentaire, cosmétique, culturel, religieux, économique et pour son apport considérable dans les industries cosmétiques, pharmaceutiques et agroalimentaires [1].

La majorité des pays africains faisant partie de l'aire de répartition de *Mondia whitei* exercent le commerce local de cette plante. C'est le cas du Congo Brazzaville, de la République Démocratique du Congo, de l'Ouganda, de l'Angola, de l'Afrique du Sud, du Benin, du Malawi.... Aussi, il faut noter que ce commerce implique aussi le niveau régional, à travers lequel diverses opérations d'importations et d'exportations sont réalisées entre pays africains, notamment l'Afrique du Sud qui exporte *Mondia whitei* (une espèce menacée dans ce pays) du Malawi [2].

La commercialisation aux niveaux locaux et régionaux de *Mondia whiteï* crée des revenus stables pour les chômeurs ruraux, périurbains d'Afrique [3]. Les racines de cette plante sont comptées parmi les plus récoltés et vendues des plantes médicinales dans son aire de répartition [4]. Ce commerce local est plus développé dans le secteur informel.

Au niveau international, pour maintenir leur identité culturelle et traiter les maladies liées à la culture, les migrants africains continuent d'utiliser les plantes médicinales de leurs pays d'origine après avoir déménagé pour l'Europe et les Etas Unis. Ce qui entraine le développement du commerce des plantes médicinales africaines dans certains marchés africains de l'Europe, de l'Asie et des Etats Unis. C'est le cas de la Belgique, à Bruxelles, où les plantes médicinales sont vendues dans le marché du quartier Matongué [5]. Dans ce marché plus de 83 espèces plantes médicinales sont vendues parmi lesquelles *Cola acuminata* (P. Beauv). Schotte & Endl, *Aloe vera* (L), *Mondia whitei* (Hook. f.) Skeels pour les applications aphrodisiaques, les pratiques rituelles et la santé des femmes [5]. De la même manière que Bruxelles, les produits forestiers non ligneux d'Afrique Centrale trouvent une place importante dans plusieurs marchés, boutiques et épiceries de la region parisienne par la vente, entre autres, de *Mondia whiteï* (Hook f.) Skeels, *Aframomum giganteum* (Oliv. & D. Hanb.) K. Schum. , *Elaeis guineensis* Jacq. , *Gnetum sp*, *Dacryodes edulcis* (G. Don), *Cymbopogon citratus* (D.C.) Stapf, *Garcina kola* Haeckel [6]. Ces produits sont commercialisés suivant deux points de ventes : les «épiceries tropicales de proximité » (ETP) et les « épiceries des zones d'ambiance tropicales » (EZAT). A château rouge dans le XVIIIème arrondissement de paris, quartorze (14) de ces dernières les plus grandes sont gérées par les asiatiques, ensuite viennent les dix neuf (19) petites boutiques gérées par les africains et deux moyennes gérées par les maghrébins. Château rouge joue le rôle du grand marché, à Paris. Il existe aussi des points de ventes dans les villes de province, à savoir au marché des Capucins à Marseilles ; sur la place du marché à Bordeaux, dans la rue de la République à Toulouse, la zone du marché Rond et à la place de Gambetta à Montpellier… [6]. Pour *Mondia whitei,* la partie de la plante la plus vendue est la racine. Les boutiques de château rouge sont ouvertes tous les jours. Il y règne une ambiance des grands marchés des capitales d'Afrique Centrale comme Brazzaville, Kinshasa, Yaoundé.

### 3. Intérêt socioéconomique et culturel

*Mondia whitei* est une plante médicinale constituant un potentiel de développement socio-économique important des pays africains couvrant son aire de répartition. En effet, celle-ci constitue une activité lucrative florissante générant des revenus et créant des emplois pour les agriculteurs, les cueilleurs, les vendeurs. Cette plante contribue énormément à lutter contre le chômage, la pauvreté et augmente la croissance économique locale. Elle permet de promouvoir les exportations africaines vers l'Europe, l'Asie et l'Amérique, et participe à l'amélioration des conditions de vie et assure le bien-être de tous les intervenants de toute la chaine de valeur utiles à ce champ d'activité [7].

Aussi, les revenus générés par la vente de *Mondia whitei,* un produit forestier non ligneux à multiples vertus participent à la scolarisation des enfants, aux soins de santé, à l'achat des denrées alimentaires et des articles vestimentaires [8].

Les prix de vente varient d'un pays à l'autre dans son aire de répartition par rapport à la demande, la disponibilité, et au débouché. En Afrique du Sud, le prix de vente de *Mondia whiteï* est de 1 rand par gramme, soit 1000 rands par kilogramme, ce qui revient à 52,97 dollars par kilogramme [9]. Au Benin la marge bénéficiaire au détail est de 1,032 dollar par kilogramme des racines. Les collecteurs gagnent la marge bénéficiaire la plus faible, soit 0,534 dollar par kilogramme les racines [10]. Au kenya *Mondia whiteï* se vend en gros entre 0,20 et 0,30 dollars par Kilogramme et au détail à plus 2 dollars par kilogramme. Les racines fraiches étaient vendues à 7-12 dollars par kilogramme [11]. La vente annuelle des récoltes des forêts naturelles s'élève à 3600 dollars [12]. En Ouganda, le prix détail moyen était de 0,12 dollar par morceau de racine et de 1,5 dollar par kilogramme de racines.

Les collecteurs facturent le prix bas, respectivement 0,06 et 0,6 dollar par pièce et par kilogramme de racine grâce à leurs marges bénéficiaires restées les plus élevées (50 %) [13]. Au Cameroun le prix moyen du gramme de racine s'élève à 3 FCFA, soit 3000 francs CFA par kilogramme, ce qui revient à 5,10 dollars par kilogramme [14]. En République du Congo, le prix moyen par kilogramme est 1750 francs CFA, ce qui revient à 3,01 dollars [15]. En république Démocratique du Congo, le prix moyen de vente de racine de *Mondia whiteï* par kilogramme est de 1990 francs congolais, soit 2,2 dollars par kilogramme [16]

Au regard de ces données de la littérature, *Mondia whiteï* constitue un potentiel économique remarquable. En effet, en Afrique Centrale, les prix de vente sont importants et varient entre 2,2 et 5,10 dollars par kilogramme, il en est de même' en Afrique de l'Est où les prix de vente sont significatifs, variant entre 1,5 et 12 dollars par kilogramme. Par ailleurs, l'Afrique du Sud affiche un prix élevé de 52,97 dollars par kilogramme.

A noter que *Mondia whiteï* est une plante qui joue un rôle considérable sur le plan culturel pour son implication directe dans les activités sociales. En effet, au Gabon, *Mondia whitei* trouve son intérêt dans le domaine occulte pour des pratiques magico-religieuses [17]. Au Cameroun, elle est utilisée pour la protection spirituelle [18]. En Guinée, les tiges de *Mondia whiteï* sont utilisées pour la production des fils fins et des cordages résistants, de plus, *Mondia whiteï* est plantée pour renforcer enclos. En Centrafrique, et au Zimbabwé, les graines de *Mondia whiteï* sont utilisées comme poison pour les flèches destinées à la pêche et la chasse [17].

**4. Intérêts dans les industries cosmétiques, agroalimentaires, pharmaceutiques et agriculture**

Le 2-hydroxy-4-méthoxybenzaldéhyde extrait des racines de *Mondia whiteï* est un inhibiteur de la tyrosinase [19], une enzyme qui active l'oxydation de la tyrosine, aboutissant à la production de la mélanine qui à son tour est responsable de la coloration de la peau, des yeux et des cheveux. Par ailleurs une pigmentation anormale de la peau dénature l'esthétique corporelle, par conséquent, le 2-hydroxy-4-méthoxybenzaldéhyde, composé aldéhyde phénolique présent dans les racines de *Mondia whiteï* peut être mis à profit pour son effet inhibiteur de la tyrosinase dans l'industrie cosmétique pour la fabrication des produits de beauté nécessaires pour la protection de la peau.

Aussi, le 2-hydroxy-4-méthoxybenzaldéhyde est utilisé pour ses vertus aromatiques dans l'industrie agroalimentaire pour la fabrication des arômes vanille, chocolat et banane [120]. Dans l'industrie alimentaire, l'arôme de vanille est le plus utilisé dont 75 % de la production mondiale est d'origine synthétique [21]. La Fondation Mane en France se focalise dans l'industrie alimentaire et de parfumerie en exploitant l'espèce *Mondia whiteï*.

En industrie pharmaceutique, le 2-hydroxy-4-méthoxybenzaldéhyde est un intermédiaire de synthèse nécessaire pour la production des dérivés d'intérêt pharmaceutique comme les alcaloïdes, à travers son action sur les neurotransmetteurs tels que la dopamine, l'acide gamma aminobutyrique, norépinephrine et la sérotonine [22].

En outre, le 2-hydroxy-4-méthoxybenzaldéhyde est active contre divers insectes (coléoptères) ravageurs des produits agricoles stockés [23]. Ce composé doté des propriétés insecticides est utile pour la mise au point des insecticides contribuant à la destruction des insectes ravageurs des récoltes.

## 5. Intérêt environnemental

Outre son intérêt médicinal, cosmétique, agroalimentaire, pharmaceutique et économique, *Mondia whiteï* contribue aussi à la dépollution de l'environnement. En effet, à partir d'un polymère naturel extrait des racines de *Mondia whiteï* mélangé avec de l'alcool, des nouvelles nanofibres sont fabriquées nécessaires pour des applications potentielles de traitements des eaux usées [24]. Ces nanofibres ont été utilisées pour éliminer ou extraire les polluants, entre autres, les antirétroviraux et les médicaments acides tels que l'aspirine, le diclofénac, kétoprofène, ibuprofène, fénoprofène des eaux usées [25; 23]. De plus les racines de *Mondia whiteï* interviennent pour dépolluer les pesticides présents dans l'environnement. Parmi ces pesticides figurent alpha, bêta, gamma-hexachlorocychlohexane, heptachlore, aldrine, gamma-chlordane, alpha, bêta-endosulphan, dieldrine, endrine, dichlorodiphényldichloroéthylène [26].

## 6. Défis écologiques, agronomiques et climatiques

A cause de l'exploitation excessive réalisée avec des méthodes de récoltes inappropriées et non durables de différentes parties de *Mondia whitei* surtout les feuilles et les racines pour leurs diverses propriétés médicinales, nutritives, intérêts cosmétique, agriculture, économiques et aussi à cause de l'impact de l'utilisation des terres agricoles et des conditions climatiques, *Mondia whiteï* est comptée parmi les lianes africaines en voie de disparition [27 ; 12].

En Ouganda, certaines récoltes effectuées sont associées à des tiges plus denses et plus petites dans des parcs impénétrables de Bwindi [28]. Au Kenya, la demande dépasse l'offre, quoique certains agricultures cultivent des graines ou des plants récoltés, la plupart des racines de *Mondia whiteï* vendues sur le marché sont collectés dans ou autour de ces fragments [11]. Au Malawi, le gouvernement a interdit les exportations de *Mondia whiteï*, car celle-ci est récoltée de manière non durable, la demande dépasse l'offre [2]. Pour cette raison de surexploitation liée à la demande grandissante, *Mondia whiteï* est confrontée au risque d'érosion génétique [29]. Ainsi, celle-ci est classée dans certaines zones de sa répartition géographique comme une plante menacée. C'est le cas de l'Afrique du Sud, du Kenya, de l'Ouganda et de la République Démocratique du Congo [27; 30]. En Afrique du Sud *Mondia whiteï* était autrefois répertoriée comme plante vulnérable selon les données rouges de l'Afrique Australe, actuellement, celle-ci est comptée comme une espèce en voie de disparition [31]. Aussi, au Zululand, une province de Kawazulu-Natal, Afrique du Sud, *Mondia whiteï* est classée parmi les neuf espèces rares et menacées [32]. En Afrique de l'Est, cette tendance de disparition de *Mondia whiteï* a été notifiée par McGeoch, (2004) [20] en vue de protéger l'espèce.

Ainsi, afin de conserver l'espèce *Mondia whiteï* de l'action intense de l'homme liée à des à besoins économiques, médicinaux, agroalimentaires, pharmacologiques, industriels, des méthodes de récolte, des techniques de culture et d'utilisation des terres durables et appropriées ont été développées dans plusieurs pays de son aire de répartition [7]. Ces méthodes de protection de l'espèce permettent de maintenir la biodiversité, la croissance économique, de diversifier les économies locales, de produire de façon permanente des quantités durables et applicables de l'espèce nécessaires pour les populations locales. Des méthodes conventionnelles et non conventionnelles sont envisagées pour la conservation de cette espèce. Les méthodes impliquant la protection des habitats naturels sont confrontées aux contraintes de vastes terres et de matériel végétal limité. Les méthodes non conventionnelles efficaces telles que les biotechnologies sont mises à profit, entre autres, une procédure de propagation in vitro de l'espèce par organogénèse indirecte des pousses [33] ; une procédure rapide de propagation par culture en suspension des cellules d'embryogénèse in vitro [34] ; un protocole de micropropagation en utilisant les explants nœuds provenant de semis cultivés in vitro [35], ce protocole est convenable pour produire une large quantité de cette espèce végétale. Une étude de culture de *Mondia whiteï* réalisée dans différents type de sols a permis de mettre en place les meilleures modalités pour la multiplication végétative et générative de cette plante médicinale et pour la production des organes utiles dans divers domaines d'application [36]. De plus, pour une gestion durable de l'utilisation des sols, de l'abondance de *Mondia whiteï* a été évaluée au sein de de différents systèmes d'utilisation des terres [37]. Les résultats ont montré que *Mondia whiteï* était principalement présente au sein de trois systèmes d'utilisation des terres : les terres cultivées, les jachères et les forêts avec des densités d'adultes moyennes de 281.5 ± 99.1 ; 323.2 ± 23.9 et 305.9 ± 154 individus/ha au sein des jachères, des forêts et des terres cultivées respectivement, alors que pour les densités des juvéniles moyennes sont 222.2 ± 205.7 ; 59.3 ± 71.8 et 57.4 ± 94.1 individus/ha respectivement pour les terres cultivées, en forêt et en jachère. L'espèce reste stable en majeure partie de sa répartition et persiste au changement climatique, ce qui permet son développement durable dans le Dahomey Gap pour une contribution substantielle aux soins de santé et à l'amélioration de l'économie locale [37].

Dans le cadre de la protection de l'espèce *Mondia whiteï*, la Fondation Mane basée en France se focalisant sur l'industrie alimentaire et de parfumerie, exploitant l'espèce *Mondia whiteï* a signé le protocole de Nagoya qui se situe sur le prolongement de la Convention sur la Diversité Biologique

(CDB) adoptée en 1992. Cette convention vise la conservation de la biodiversité, l'utilisation durable des élements constitutifs de la biodiversité et le partage juste et équitable des avantages découlant de l'exploitation des ressources naturelles. Ainsi la signature des Conditions Convenues d'un Commun Accord (CCCA) a été actée entre le Cameroun et la société V. MANE FILS à Yaoundé en 2014. Cet accord de partenariat a donné l'accès à l'entreprise à la recherche/développement et l'exploitation de la plante *Mondia whiteï* dans la localité de Lewoh dans le département de Leibialem au sud est du Cameroun en 2016 afin de répondre aux besoins de transformations alimentaires et de parfumerie liés à l'entreprise.

## 7. Conclusion

*Mondia whiteï* constitue un potential économique important favorisant le développement socio-économique et industriel des pays couvrant son aire de repartition. Celle-ci connait une érosion génétique consécutive à sa surexploitation. Par conséquent, diverses mesures écologiques ont été mises en place pour préserver cette espèce végétale, en vue de maintenir la biodiversité, d'assurer la croissance économique, de diversifier les économies locales, de produire de façon permanente les quantités durables et applicables nécessaires pour les populations de son aire de repartition ainsi que les industries pour diverses transformations.

## Réferences


[1]. Ben Van Wyk (2015). Un examen des plantes médicinales africaines commercialement importantes. *Journal Ethnopharmacol.*, 176 :118-134

[2]. Meke G. ; Mumba R. F. E.Bwanali R.; Williams V. L. (2017). The trade and Marketing of traditional medicines in sourthen and central Malawi. *International Journal of Sustainable development & World Ecology*, 24 (1): 73-87.

[3]. Okole B. N. and Odhav B. (2004). Commercialisation of Plants in Africa. *South African Journal of Botany*, 70(1): 109-115.

[4]. Seswa F. (2016). Assessment of human activities on the vegetation of tropical rainforest in Kakamega county, Kenya. Thèse of doctorate, *Kenyatta University, Nairobi (Kenya)*, 104p.

[5]. Van Andel T & Fundiko M. C. (2016). The trade in African medicinal plants in Matoge-Ixelles, Brussels (Belgium). *Econ. Bot.*, 70(6): 405-415.

[6]. Tabuna H. (1999). Le marché des produits forestiers non lignenux de l'Afrique centrale en France et en Belgique. CIFOR occasional paper n° 19, pages: 1-37.

[7]. Aremu A. O.; Cheesman L. ; Finnie J.F; Van Staden J. (2011). *Mondia whiteï* (Apocynaceae): a review of its biological activities, conservation strategies and economic potential. *South African Journal of Botany*, 77:960-971.

[8]. Mawunu M.; Macuntima P.; Lautenschlã T.; LuyindulaN.; Ngbolua K. B.; Lukoki L. (2020). First survey on the edible non-wood forest product sold in Uige Province, north Angola. *European Journal Agriculture and Food Sciences*, 2(6): 1-8.

[9]. Botha J.; Withouski E. T. F.; Shakleton C. M (2007). Factors influencing prices of medicinal plants traded in the lowveld, South African. *The*

*international Journal of Ssustainable Development & World Ecology*, 14(5): 450-469.

[10]. Deguenonvo M. N.; Fandohan A.B.; Avocevou-Ayessou C. ; Adomou A. C.. Glele Kakai R. L.; Sinsin B. (2016). Local Knowledgeand economic importance of *Mondia whiteï* (Apocynaceae), a sexual stimulant in Benin. *Annales des Sciences Agronomiques*, 20(2):89-97.

[11]. Mukonyi K. W.; Luvanda A. M.. Ndiege O. I. (2002). Bioprospecting of *Mondia whiteï* for enhanced biodiversity conservation and increased rural household income revenu in Kenya. *Discovery and Innovation*, 11114: 49-56.

[12]. McGeoch L.; Cordon I. ; Schimitt I. (2008). Impact of land use, anthropogenic disturbance, and harvesting on an African medicinal liana. *Biologie Conservation*, 141: 2218-2229.

[13]. Agea J. G.; katongole B.; Waiswa D.; and Nsubuga Nabanoga G. (2008). Market survey of *Mondia whyteï* (Mulondo) roots in Kampala city, Uganda. *Afr. J. Tradit. Complement.Altern. Med.*, 5(4) : 399-408.

[14]. Betti J. L. ; Ngankoue C. M.; Dibong S.D; Singa A. L. (2017). Etude ethnobotanique des plantes alimentaires spontanées vendues dans les marchés de Yaoundé, Cameroun. *International Journal of Biological and Chemical Sciences*, 10(4): 1678-1693.

[15]. Ndzeli LIKIBI B. (2023). Convenient conversion of 2-hydroxy-4-méthoxy-benzaldéhyde from the essential oil of *Mondia whiteï* (Hook. f.) Skeels into 2,4-dintrophénylhydrazone: Acid-catalyzed nucleophilic addition and UV-visible spectrophotometric analysis. *International Journal of Advanced Research*, 11(1):377-388.

[16]. Biloso M. A. ; Degrande A. ; & Mafolo J. (2011). Inventaire des produits forestiers non ligneux d'origine végétale vendus à Kinshasa. *World Agroforestery*, 12p.

[17]. Burkill H. M. (1997). The useful plants of West Tropical African. 2nd Edition, vol 4, Royal Botanical gardens, Kew Richmond, United Kingdom.

[18]. Djeuga Youga M.K. ; Sonkoué Njiméli P..; Kinfack C. P. ; Wouokoué Taffo J.B. ; Ndam Tacham W. ; FonkouT. (2022). Knowledge and traditional uses of some aromatic and cosmetic plants species in the western highlands of Cameroon. *Open Journal of Applied Sciences*, 12(10):1698-1718.

[19]. Kubo I., Kinst-Hori I. (1999). 2-hydroxy-4-methoxybenzaldehyde: a potent tyrosiane inhibitor from African medicinal plant. *Plant Medica,* 65(1):19-24.

[20]. McGeoch L. (2004). Plant ecology in a human context: *Mondia whiteï* in Kakamega forest, Kenya. Providence, USA: Centre for environmental studies, brown University, Undergraduate thesis, pp: 1-80.

[21]. Bouthin B. ; Hirtzlin J. ; Schimitt E. (2006). La vanilledualité synthétique naturel. [Ressource électronique] disponible sur : http://www.prepa-cpe.fr/ document La vanille. Pdf.

[22]. Brunel V. ; Hamel M. ; Duez P. ; Stevigny C. (2014). Artifactual generation of an alkaloid in the course of *Mondia whitei* (Hook. f.) Skeels roots extraction: A clue to endogenous-formed bioactive compounds? *Phytochemistry Letters*, 10(1): 101-106.

[23]. Djohama E. S. ; Kenong N. R. and Tarla D. (2019). Bioefficacy of some medicinal plant powders and extracts against maize weevil (*Sitophilus zeamais.* Coleoptera Curculionidae). *Cameroon Journal of Experimental Biology*, 13 (1):34-39.

[24]. Chokwe R.C.; Kebede T. G.; Dube, S.; Nindi M. M. (2022). Fabrication of electrospun *Mondia whiteï*/PVA nonofibres: application of in the removal of acids drugs. *Heliyon,* 8(10): 1-10.

[25]. Kebede T. G. ; Seroto M. B. ; Chokwe R. C.; Dube S.; Nindi M. M. (2020). Adsorption of antiretroviral (ARVs) and related drugs from

environmental wastewaters using nanofibers. *Journal of Environmental Chemical Engineering*, 8(5): 25-38.

[26]. Agbeve S. K.; OSei-Fosu and Caarbo D. (2014). Levels of organochlorine pesticide residues in *Mondia whiteï*, a medicinal plant used in traditional medicine for erectile dysfunction in Ghana. *International Journal in Research Environmental Studies*, 1: 9-16.

[27]. McCartan S.A.; Crouch N.R. (1998). In vitro culture of *Mondia whiteï* (Periplocaceae). A threatened Zululand medicinal plant. *South African Journal of Botany*, 64:313-314.

[28]. Ndangasi H. G.; Bitariho R. ; Dovie D. B. K. (2007). Harvesting of non-timber forest products and implications for conservation in two montains forest of East Africa. *Biological Conservation*, 134: 242-250.

[29]. Nichols G. (2005). Growing rare plants-a practical handbook on propagating the threatened plants of South African. South African Botanical Diversity Network (SABONET) Report n°36. Pretoria South Africa.

[30]. Biloso A. et Lejoly J. (2006). Etude de l'exploitation et du marché des produits forestier non ligneux de kinshasa. *Tropiculture*, 24(3) : 183-188.

[31]. Victor J. E. (2002). South Africa in : Golding J. S. (Ed.), South African Plants Red Data Lists. South African Botany Diversity Network Report N°14, Pretoria, South Africa, pp: 93-120.

[32]. Ndawonde B. G.; Zobolo A. M. ; Dlamini E. T. ; Siebert J. S. (2007). Survey of plants sold by traders at Zululandmuthi markets, with a view to selecting popular plants species for propagation in communal gardens. *African Journal of Range and Forage Sciences*, 24: 103-107.

[33]. Driciru P.; Buah S.; Adriko J. (2021). Shoot organogenesis of from leaf discof African ginger *Mondia whiteï* (Hook f.) Skeels, endangered medicinal plant, *In Vitro Cellular and Developmental Biology-Plant*, 20: 1-6.

[34]. Baskaran P.; Kumari A.; Staden J. V. (2017). Rapid propagation of *Mondia whiteï* by embryonic cell suspension culture in vitro. *South African Journal of Botany*, 108: 281-286.

[35]. Afolayan A. J. and Adebola D. B. (2018). Micropropagation protocols for the mass propagation for over-exploited medicinal plants in South Africa. *International Journal of Medicinal Plants Research,* 7(3): 371-375.

[36]. Kani-Kani K. M. ; Bunel V. ; Duez P. ; Stevigny C. (2010). Biologie et culture d'un produit forestier non ligneux, le kimbiolongo (*Mondia whiteï*, Apocynaceae) au Bas-Congo (RD Congo). *International Symposium, Botanical Diversity* : Exploration, Understanding and use (16-17 septembre, Meise, Belgium).

[37]. Vihotogbé V. (2021). Abundance and effect of climate change on geographical distribution of *Mondia whiteï* (Hook. f.) Skeels (Apocynaceae) in Dahomey Gap (West Africa). *Africain Journal of Ecology*, 59(4): 924-933.

# Chapitre 3

## Cristal de l'huile essentielle de *Mondia whiteï* (Hook. f.) Skeels : isomère de la vanilline (2-hydroxy-4-méthoxy-benzaldéhyde)

**NDZELI LIKIBI Belline[1], GOUOLLALY TSIBA[1], MOUTSAMBOTE Jean-Marie[2], NSIKABAKA Samuel[1], OUAMBA Jean-Maurille[1]**

(1) Unité de Chimie du Végétal et de la Vie (UC2V), Faculté des Sciences et Techniques, Université Marien Ngouabi, BP 69, Brazzaville, Congo.

(2) Ecole Nationale Supérieure d'Agronomie et de Foresterie, Université Marien Ngouabi, BP 69, Brazzaville Congo.

Auteur de la correspondance : bellinearture@yahoo.fr

**Abstrat:**

The essential oil of *Mondia whitei* dry roots (Hook, f.) Skeels, harvested at Kindamba, in the Pool Department, south of Congo Brazzaville was extracted by hydrodistillation with a yield of 0.50 %. Gas chromatography (GC) and gas chromatography-mass spectrometry (GC/MS) were used to characterize the chemical profile of the gas chromatography, then it was subjected to physicochemical analyzes. . The physical and chemical properties evaluated were the refractive index and the acid number. The values of the refractive index in ether and in acetone are respectively 1.3703 and 1.3713 that of the determined acid number is zero.

Taking into account the high proportion of 2-hydroxy-4-methoxy-benzaldehyde (99.85 %), this oil could be a source of production of 2-hydroxy-4-methoxy-benzaldehyde useful for agri-food needs and a formulation necessary for Pharmaceutical industry.

**Résumé :**

L'huile essentielle des racines sèches de *Mondia whiteï* (Hook. f.) Skeels, récoltées à Kindamba, dans le département du Pool, au sud du Congo Brazzaville a été extraite par hydrodistillation avec un rendement de 0,50 %. La chromatographie en phase gazeuse (CPG) et la chromatographie en phase gazeuse couplée à la spectrométrie de masse (CPG/SM) a été mise en œuvre pour caractériser le profil chimique de celle-ci, ensuite, elle a été soumise aux analyses physico-chimiques. Les propriétés physique et chimique évaluées ont été l'indice de réfraction et l'indice d'acide. Les valeurs de l'indice de réfraction dans l'éther et dans l'acétone sont respectivement 1,3703 et 1,3713, celle de l'indice d'acide déterminée est nulle. L'étude chromatographique et spectrométrique a révélé la présence d'un seul constituant, l'aldéhyde aromatique, à savoir le 2-hydroxy-4-méthoxybenzaldéhyde, un isomère de la vanilline, représentant (99,85 %) de l'huile essentielle totale.

Tenant compte de la proportion importante du 2-hydroxy-4-méthoxy-benzaldéhyde (99,85 %), cette huile pourrait être une source de production du 2-hydroxy-4-méthoxy-benzaldéhyde utile pour des besoins agroalimentaires et une formulation nécessaire pour l'industrie pharmaceutique.

## 1. Introduction

Plante originaire d'Afrique tropicale, *Mondia whiteï* (Hook. f.) Skeels est rencontrée dans la majeure partie de l'Afrique centrale, australe, orientale et en Asie. Genre appartenant à la famille des Apocynaceae, lequel comprend deux espèces, parmi lesquelles l'espèce whiteï, toutes les deux en Afrique tropicale. C'est une liane grimpante atteignant 8 à 10 mètres de long, aux feuilles larges opposées et simples [1]. Les fleurs bisexées sont régulières, exhalant une odeur désagréable. Les racines sont aromatiques, ligneuses avec l'âge (figure 1). Les graines brunes foncées sont ovoïdes, mesurant 8 à 10 millimètres de long, celles-ci portent une touffe de poils de 2 à 2,5 centimètres de long à l'apex. Les inflorescences sont ramifiées, de couleur pourpre rougeâtre [2]. En agroalimentaire, *Mondia whiteï* est utilisée comme arôme alimentaire et comme source de vitamines A, D, K et E, de minéraux tels que le magnésium, le calcium, le fer, le sélénium et le zinc et de protéines [3]. Traditionnellement, elle est utilisée en cuisine pour assaisonner la nourriture et parfumer le thé. Dans toute l'Afrique, les racines de *Mondia whiteï* sont utilisées comme aphrodisiaque pour augmenter la production des spermes, accroitre le désir et les performances sexuelles [4]. Ainsi, au Congo, elle a la réputation d'être un aphrodisiaque et est très cultivée pour approvisionner les boutiques et les marchés du pays [5]. Au Benin, elle est utilisée pour traiter le paludisme [6]. En Afrique du Sud, les racines se mastiquent pour traiter la dépression [7]. Au Cameron, les racines se mastiquent pour traiter l'impuissance sexuelle [8]. En Ouganda, *Mondia whiteï* intervient pour résoudre le problème de l'impuissance sexuelle [9]; aussi, la poudre de ces feuilles séchées est ajoutée aux aliments pour les relever. De plus, elle est utilisée pour traiter l'infertilité [10].

Les études pharmacologiques antérieures ont montré que *Mondia whiteï* a une activité antidysérectile [11]; l'extrait à l'éthanol de *Mondia whiteï* a attesté une activité aphrodisiaque [12]. L'huile essentielle des racines de *Mondia whiteï* a démontré une activité antimicrobienne [13].

S'agissant des études chimiques, la composition chimique des extraits de *Mondia whiteï* a fait l'objet de nombre travaux. En effet, la littérature révèle que les extraits de *Mondia whiteï sont* constitués majoritairement de 2-

hydroxy-4-methoxybenzaldéhyde ou paraméthoxysalicyaldéhyde, un puissant inhibiteur de la tyrosiane [14]. C'est le cas de l'huile essentielle de *Mondia whiteï* du Congo avec une forte teneur de 99 % [15], de l'extrait au chlorure de méthylène du Taiwan [16]. Cependant, certains extraits sont caractérisés par la présence d'autres composés comme le coumarinolignane dans l'huile essentielle dans laquelles les coumarines ont été isolées pour la première fois [17], l'isovanilline (3-hydroxy-4-méthoxybenzaldéhyde), dans l'extrait au chlorure de méthylène de l'Afrique du Sud [18]. Dans leurs expériences, Neergaard et *al.*, (2010) ont isolé le (-) - loliolide qui présente une affinité in vitro au transporteur de la sérotonine (Sert ) dans un test de liaison, l'un des neurotransporteurs qui joue un rôle dans la pathopsychologie de la dépression [19]. L'huile essentielle de *Mondia whiteï* d'origine nigériane a été caractérisée avec comme constituants majeurs le (E)-2-hexène-1-ol (25.96 %), l'heptacosane (20.94 %), le phytol (15.60 %), le 1-hexanol (8.94 %), le (E)-2-hexanal (4.24 %) et le 2-hydroxy-p-anysaldéhyde (4.21 %) [13]. Au Congo peu d'études ont été consacrées à *Mondia Whiteï.* Ce présent travail vise à déterminer la composition chimique de l'huile essentielle de *Mondia whiteï* se présentant sous la forme des cristaux extraite des racines de cette espèce.

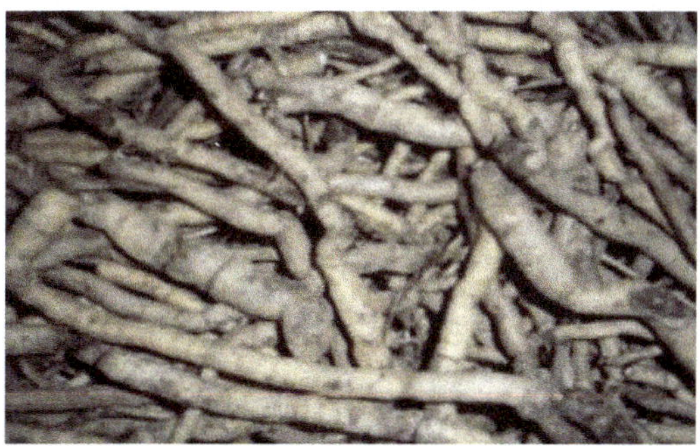

**Figure 1**. Racines de l'espèce *Mondia whiteï* (Hook. f.) Skeels

## 2. Materiels et methodes

**2.1. Matériel végétal :** Les échantillons de *Mondia whiteï* récoltés en Janvier 2019 à Kindamba, dans le département du Pool, au sud du Congo Brazzaville ont été identifiés par les botanistes de l'Herbier National du Congo. Seules les racines ont été sélectionnées pour étude.

**2.2. Extraction des huiles essentielles :** Après huit (8) jours de séchage à la température ambiante, dans une salle aérée, les échantillons *Mondia whiteï* constitués des racines sèches sont soumis à une hydrodistillation durant quatre (4) heures à l'aide d'un extracteur type (Clevenger, 1928) muni d'un ballon de deux (2) litres. Le condensât chargé d'huile essentielle et de l'hydrolat est recueilli. L'huile essentielle est séparée de l'hydrolat par décantation. L'extraction à l'éther diéthylique est effectuée pour isoler la phase aqueuse de l'huile essentielle suivie du séchage de la phase éthérée par le sulfate de sodium anhydre. Vingt et quatre (24) heures après évaporation de l'éther diéthylique à l'air, l'huile essentielle est récupérée. Ces conditions opératoires sont résumées dans le tableau 1. Le rendement R en huile essentielle est calculé selon la formule suivante :

$$R = \frac{\text{Masse d'huile essentielle (g)}}{\text{Masse du matériel végétal utilisé (g)}} \text{ x } 100$$

**Tableau 1.** Conditions opératoires de l'hydrodistillation des racines de *Mondia whiteï* (Hook f.)Skeels

| **Matière végétale** | ***Mondia whiteï* (Hook.f.) Skeels** |
|---|---|
| Organes | Racines |
| Quantité de matière sèche (g) | 409 |

| Quantité d'eau en (L) | 1 |
|---|---|
| Temps d'exécution de l'opération en (h) | 4 |

**2.3. Caractéristiques organoleptiques :**

Les propriétés organoleptiques (l'aspect, la couleur et l'odeur) ont été évaluées sur la base de la méthode sensorielle impliquant la vue et l'odorat.

**2.4. Paramètres physico-chimiques :**

**2.4.1. Indice de réfraction :** L'indice de réfraction est le rapport entre le sinus des angles d'incidence et de réfraction d'un rayon lumineux de longueur d'onde déterminée, passant de l'air dans l'huile essentielle maintenue à la température constante [20]. Il est lié à la fonction chimique à laquelle appartient l'huile essentielle et dépend aussi de l'acidité, de la polymérisation de l'huile essentielle.

La mesure a été effectuée à l'aide d'un réfractomètre Abbé type Novex. La méthode décrite par l'Association Française de Normalisation (AFNOR) a été appliquée [20]. Elle a consisté à mettre deux (2) à trois (3) gouttes d'huile essentielle sur le prisme du réfractomètre. Regarder dans l'oculaire en tournant le bouton de réglage jusqu'à ce la ligne de séparation de la zone claire et de la zone sombre soit au centre du réticule. Lire la valeur de l'indice de réfraction de l'huile essentielle sur l'échelle de lecture. L'indice est donné par lecture sur le réfractomètre à la température T à laquelle la lecture est effectuée. Celui-ci est ramené à 20°C selon la formule suivante :

$$n20 = nT + 0,00045(T-20)$$

Avec T : température à la lecture est effectuée

**2.4.2. Indice d'acide** : L'indice d'acide (Ia) est le nombre de milligramme de potasse (KOH) nécessaire pour neutraliser les acides libres renfermés dans 1 gramme d'huile essentielle [20]. Il permet de vérifier la qualité d'une huile essentielle, notamment la détérioration et le vieillissement de celle-ci au cours du temps de stockage.

La méthode décrite par l'Association of Official Analytical Chemists a été appliquée pour déterminer l'indice d'acide [21]. Elle consiste à mettre 1gramme d'huile essentielle dans un erlenmeyer dans lequel 5 millilitres (mL) d'éthanol à 95 % et 5 gouttes de phénolphtaléine sont ajoutés. Le mélange est réchauffé dans un bain marie jusqu'à environ 65 °C pendant 10 minutes. Après refroidissement, celui-ci est titré par une solution d'hydroxyde de potassium (KOH) de concentration 0,1 N à l'aide d'une burette, jusqu'à ce que la solution vire au rose. Les conditions opératoires sont résumées dans le tableau 2.

Ainsi, l'indice d'acide est déterminé par la formule suivante :

$Ia = 0{,}56 \times V/m$ dans laquelle :

V : volume de la solution de KOH.

m : masse d'huile essentielle en gramme

**Tableau 2.** Conditions opératoires de détermination de l'indice d'acide

| **Paramètres** | **Valeurs** |
|---|---|
| Masse d'huile essentielle en (g) | 1 |
| Concentration KOH (mol/L) | 0,1 |
| Volume d'éthanol (mL) | 5 |
| Quantité de phénolphtaléine (gouttes) | 5 |

### 2.5 Analyse des huiles essentielles

### 2.5.1. Analyse par chromatographie en phase gazeuse

La quantification des constituants a été effectuée à l'aide d'un chromatographe de type Hewlett Packard HP 5890 équipé d'un détecteur à ionisation de flamme muni d'un logiciel d'acquisition des données *HP ChemStation*. La séparation des différents constituants se fait à l'aide d'une colonne capillaire DB5 (30 m x 0,25 mm), (épaisseur du film 0,25 µm) dans les conditions opératoires suivantes : gaz vecteur hélium (1 $mL.min^{-1}$), température de l'injecteur : 280 °C, température du détecteur : 280 °C. Le four est programmé à 50 °C pendant 5 minutes avec un gradient de 5 $°C.min^{-1}$ de 50 à 300°C, 5 minutes à 300 °C avec une injection mode split de 1-20.

**2.5.2. Analyse par chromatographie en phase gazeuse-spectrométrie de masse** L'analyse par Chromatographie en phase gazeuse-spectrométrie de masse a été réalisée à l'aide d'un chromatographe de marque Hewlett Packard HP 6890 couplé à un spectromètre de masse HP 5973. La séparation des différents constituants se fait à l'aide d'une colonne capillaire DB5 (30 m x 0, 25 mm), (épaisseur du film 0,25 µm) dans les conditions expérimentales suivantes : gaz vecteur : (hélium : 1 $mL.min^{-1}$), énergie d'ionisation (70 eV), température de l'injecteur (280 °C), température du détecteur (280 °C). Le four est programmé de 50°C pendant 5 minutes avec un gradient de 5 $°C.min^{-1}$ de 50 à 300 °C, 5 min. à 300 °C avec une injection mode split1-10.

### 2.5.3. Identification des constituants

Les différents constituants de l'huile essentielle ont été identifiés sur la base de leurs indices de rétention et de leurs spectres de masse par comparaison avec les données de la littérature [22; 23 ;24].

## 3. Résultats et discussion

### 3.1. Extraction et rendement des huiles essentielles

L'extraction par hydrodistillation des racines sèches de *Mondia whiteï* fournit une huile essentielle sous forme des cristaux beiges à la température ambiante (tableau 3) avec un rendement de 0,50 % '(tableau 4). Ce rendement est faible par rapport à celui obtenu par Ouamba (1991) qui s'élève à 1,40 %  [15].

**Tableau 3.** Caractéristiques organoleptiques de l'huile essentielle de *Mondia whiteï* (Hook  f.) Skeels.

| Espèces | Normes AFNOR (AFNOR, 2000) | | | HE étudiées | | |
|---|---|---|---|---|---|---|
| | **Aspect** | **Couleur** | **Odeur** | **Aspect** | **Couleur** | **Odeur** |
| *Mondia whiteï* (Hook.f.) Skeels | Cristaux | Blanche | Prononcée de vanille | cristaux | Beige | Suave épicée |

**Tableau 4.** Rendement d'extraction de huile essentielle des racines sèches de *Mondia whiteï* (Hook. f.) Skeels

| Espèces | Rendement % | |
|---|---|---|
| | Notre étude | Etudes antérieures/origine |
| *Mondia whiteï* (Hook. f.)Skeels | 0.50 | 1.40 [15] / Congo |

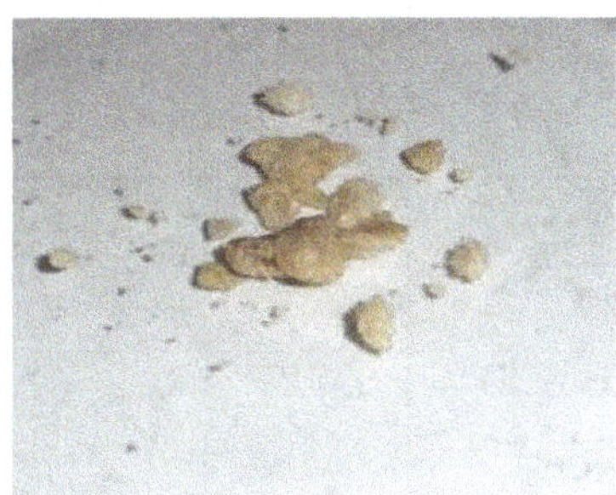

**Figure 2**. Critaux de l'huile essentielle de *Mondia whiteï* (Hook.f.) Skeels à la température ambiante

### 3.2. Paramètres physico-chimiques

#### 3.2.1. Indice de réfraction

Les indices de réfraction obtenus à 20°C de l'huile essentielle de *Mondia whiteï* dans l'éther et dans l'acétone sont respectivement 1,3703 et 1,3713 (tableau 5). L'analyse de ce tableau montre que ces indices sont élevés. En effet, les valeurs des indices de réfraction des huiles essentielles sont généralement élevées, supérieures à ceux de l'eau à 20 °C dont la valeur est 1,333. De plus, l'indice de réfraction de *Mondia whiteï* déterminé dans l'éther est supérieur à celui déterminé dans l'acétone.

#### 3.2.2. Indice d'acide

Lors du titrage de l'huile essentielle par la solution d'hyroxyde de potassuim (KOH), nous n'avons pas observé l'apparition de la coloration rose qui marque la neutralité. Ce qui montre que l'huile essentielle de *Mondia whiteï* ne contient pas d'acide.

**Tableau 5**. Indices de réfraction à 20°C de l'huile essentielle de *Mondia whiteï* (Hook f.) Skeels

| **Espèce** | **Indice de réfraction à 20°C** | **Indice d'acide** |
|---|---|---|
| *Mondia whiteï* (Hook.f.) Skeels dans l'éther | 1.3703 | 0 |
| *Mondia whiteï* (Hook.f.) Skeels dans l'acétone | 1.3713 | |

### 3.3. Composition chimique de l'huile essentielle de *Mondia whitei*

Les résultats de l'analyse chimique de l'huile essentielle extraite des racines de *Mondia whiteï* sont portés dans le tableau 6. Les profils chromatographiques (GC-SM) et (GC-FID) sont donnés dans les figures 4 et 5. L'analyse par chromatographie en phase gazeuse couplée à la spectrométrie de masse a permis l'identification d'un seul composé, l'aldéhyde aromatique, le 2-hydroxy-4-méthoxy-benzaldéhyde représentant 99,85 % de l'huile essentielle totale (tableau 6).

On observe des ressemblances qualitative et quantitative avec les résultats rapportés par Ouamba et *al.*,(1991) au Congo qui décrit une huile essentielle contenant le 2-hydroxy- 4-methoxy benzaldéhyde à 99 % [15].

Cependant, on note aussi des disparités qualitatives avec l'extrait du Togo qui contient le coumarinolignam [17] et aussi avec l'huile essentielle d'origine Sud-africaine qui renferme l'isovanilline (3-hydroxy-4-methoxy benzaldéhyde) [18].

**Tableau 6.** Composition chimique de l'huile essentielle extraite des racines des *Mondia whitei* (Hook f.) Skeels

| N° | Composé | IK | % |
|---|---|---|---|
| 1 | 2-hydroxy-4-methoxy benzaldéhyde | 1344 | 99.85 |

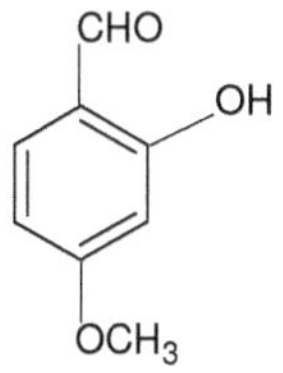

**Figure 3.** Structure chimique du composé majeur de l'huile essentielle de *Mondia whitei* (Hook f.) Skeels

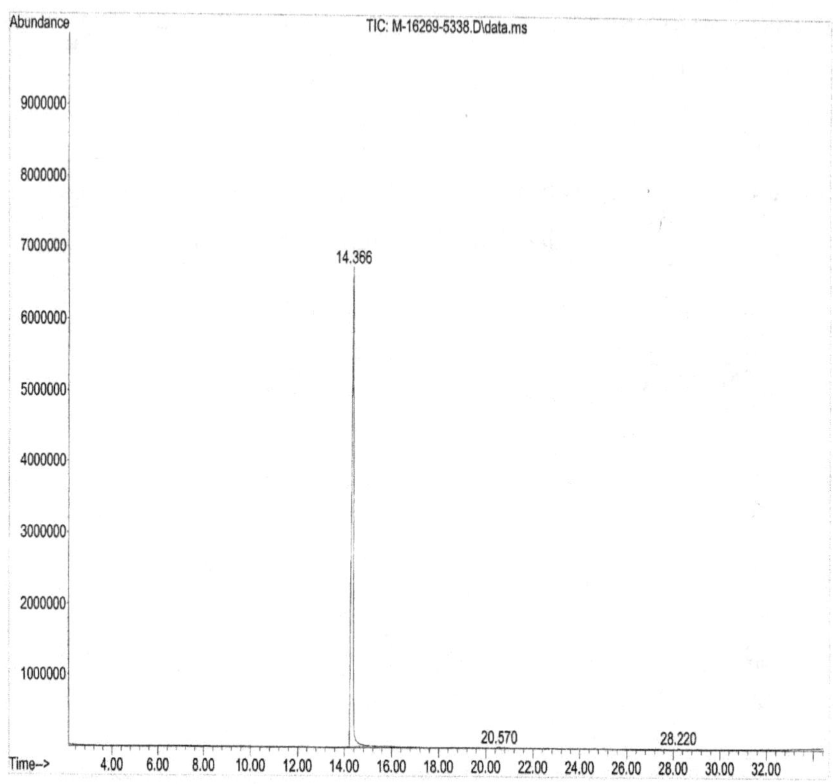


**Figure 4.** Chromatogramme (GC-MS) de l'huile essentielle de *Mondia Whiteï* (Hook f.) Skeels

**Figure 4.** Chromatogramme (GC-MS) de l'huile essentielle de *Mondia whiteï* (Hook. f.) Skeels

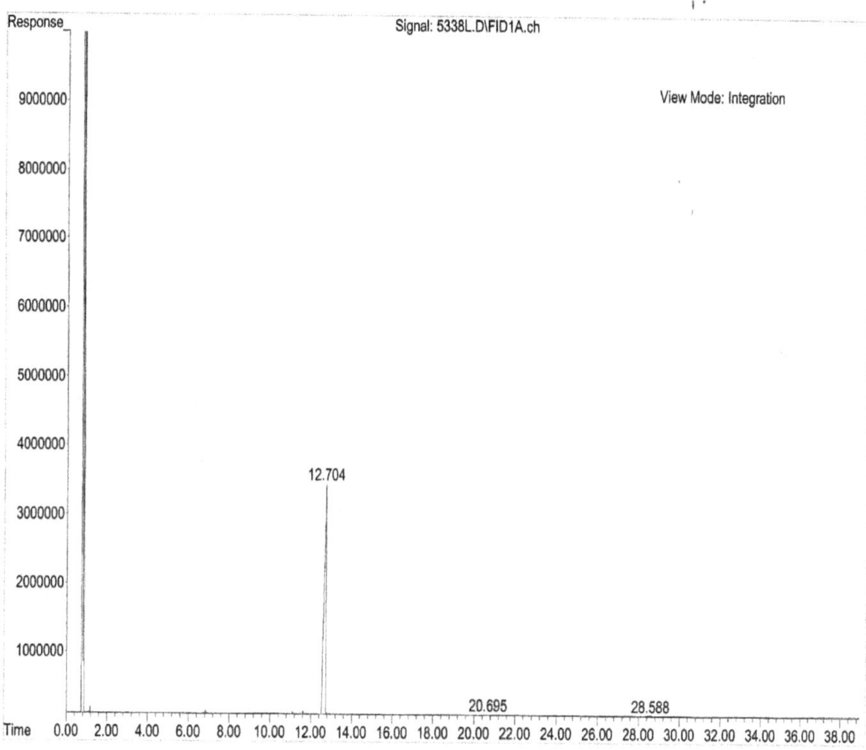

**Figure 5.** Chromatogramme (GC-FID) de l'huile essentielle de *Mondia whiteï* (Hook. f.) Skeels

**4. Conclusion :**

L'huile essentielle de *Mondia whiteï* (Hook. f.) skeels est riche en aldéhyde aromatique, le 2-hydroxy-4-méthoxy-benzaldéhyde, un composé pur avec une proportion très élevée, près de 100 %. Tenant compte de la proportion importante du 2-hydroxy-4-méthoxy-benzaldéhyde (99,85 %), cette huile essentielle pourrait être une source de production du 2-hydroxy-4-méthoxy-benzaldéhyde utile pour des besoins agroalimentaire et une formulation nécessaire pour l'industrie pharmaceutique. En effet, le para-méthoxysalycyaldéhyde est utilisé pour ses vertus aromatiques (pour la fabrication d'arôme vanille, chocolat et banane) [3]. De plus, l'arôme de vanille est le plus utilisé dans l'industrie alimentaire dont 75 % de production mondiale est d'origine synthétique [25]. C'est aussi un produit intermédiaire pour production des dérivés à intérêt pharmaceutique

**Références**

[1]. Venter H.J.T., Verhover R. L., Bruyns P.V. (2009). Morphology and taxonomy (Apocynaceae: Periplocaceae. South African Journal of Botany, 75(3): 456-465.

[2]. Watcho P. ; Kamtchouing P. ; Sokeng S. D., Moundipa P. F., Tantchou J., Essame J. L., Koueta N. (2004). Androgenic effet of *Mondia whiteï* roots in male rate. *Asian Journal of Andrology*, 6: 269-272.

[3]. Mc Geoch **L.,(**2004). Plant ecology in human context: *Mondia whitei* in kakamega forest, Kenya. Providence, U.S.A: Center for environmental studies, Brown University. Providence, Rhode Island, USA, pp.1-80.

[4].Lampiao F.,(2009). The role of *Mondia whiteï* in reproduction: a review evidence. *Internat. Journal of Third world Medicine*, 8(1). pp: 1536-1646.

[5]. Bouquet A. (1975). Pharmacopée et plantes médicinales congolaises (République Populaire du Congo) *Etudes Médicales*, (1) : 57-66.

[6]. Merel H. Akpovi akoègninou and Van der Maesen L.Jos G, (2004). Medicinal plants use to treat Malaria southern Benin. *Economic Botanic*, 58: 239-252.

[7]. Pedersena M. E.; Szewczyk B.; Stachowicz ; Wieronska J.; Anderson J.; Stafford G. I.; Van Stade J.; Pilc A.; Jäger A. **J.**(2008). Effect of South African traditional medical in animal models for depression. *Journal of Ethnopharmacology.*, 113(3): 383p.

[8]. Focho D. A.; Ndam W. T. and Fonge B. A., (2009). Medicinal plants of Aguambu- Bamumbu in the lebialem highlands, southwest province of Cameroun. *African Journal of Pharmacy and Pharmacology*, Vol. 3(1). Pp. 001-013.

[9]. Jacob G. A.; Katongole B.; Waiswa D.; Nsubugana G. (2008). Market survey of *Mondia whitei* (Mulondo) roots in Kampala city, Uganda. *Afr. J. Tradit. Complement Alter Med,* 5(4): 399-408.

[10]. Lampiao F.,(2009). The role of *Mondia whiteï* in reproduction: a review evidence. *Internat. Journal of Third world Medicine,* 8(1). pp: 1536-1646.

[11]. Carpentier M.; Sahpaz S. and Bailleul F. (2004). Plante et dysfonction érectile. *Phytothérapie,* 2(3) : 66-71.

[12]. Gundidza G. M., Mmbengwa V. M., Magwa M.L., Ramalivhana N. J., Mukwevho N. T., Ndaradzi W. and Samie A. (2009). Aphrodisiac properties of some Zimbabwean medicinal plants formulation. *African Journal of Biotechnology,* 8(22): 6402-6407.

[13]. Idayat T.G. and Sherifat A. A. (2016). Essential oil constituents and in vitro antimicrobienne activity of root of Mondia whiteï (Hook. F.) Skeels (Periplocaceae). *Journal of Pharmacognosy and phytotheray,* 8(8): 163-167.

[14]. Kubo I., Kinst-Hori I. (1999). 2-hydroxy-4-methoxybenzaldehyde: A potent tyrosiane inhibitor from African medicinal plant. Plant a medica, 65(1):19-24.

[15]. Ouamba J.M.(1991). Valorisation chimiques des plantes aromatiques du Congo. Extraction et analysedes huiles essentielles. Oximation des aldéhydes naturels. Thèse de Doctorat d'Etat de Montpelleier II. Montpellier. France.

[16]. Chen Yungwu ; Chen Hsinchun ;Kuo Xhaokai ; Chang Longzen ( 2009). Volatile flavors compounds in *Mondia whitei. Journal of Taiwan Society for Horticultural Science,.* 55(1): 55-62.

[17]. Patnam R..; Satya S. K.; Kossi Koumaglo H. and Roy R.(2005). A chlorinated coumarinolignan from the African medicinal plant, *Mondia whitei* (Hook f.). *Phytochemistry,* 66(6): 683-686.

[18]. Koorbanally N. A.; Mulholland D. A.; Crouch N. R. (2000). Isolation of isovanillin from aromatic roots of medicinal African liane *Mondia whitei*. *Journal of Herbs, Spices and Medical Plants*, 7(3): 37-43.

[19]. Neergaard J.S., Rasmussen H. B., Safford G.I., Van Staden J. & Jäger (2010). Serotonin transporter affinity of (-)-loliolide, a monoterpene lactone from *Mondia whiteï*. *South African Journal of Botany*, 76:593-596.

[20]. AFNOR (2000).«Recueil des normes : les huiles essentielles. Tomes 2. Monographies relatives aux huiles essentielles» AFNOR, Paris, 661-663.

[21]. AOAC (1990). Official methods of analysis (15th ed) Washington, VA: Association of official analytical chemists.

[22]. Adams R.P. (2001). Identification of essential oils by gaz chromatography quadrupole mass spectroscopy. Carol Stream. IL, USA : Allured Publishing Corporation. 101p.

[23]. Joulain D. & Köning W. A., (1998). The atlas of spectral data of sesquiterpene hydrocarbons. Hamburg Germany: EB-Verlag.

[24]. Davies NW. (1990). Gas Chromatographic retention indices of monoterpenes and sesquiterpenes on methyl silicone and carbo wax 20M phases. *J. Chromatogr.*, 503: 1.

[25]. Bouthin B., Hirtzlin J., Schmitt E. (2006). La vanille dualité synthétique naturel.[Resource électronique] disponible sur : http//www.prepa-cpe.fr/document La_vanille.pdf.

Chapitre 4

# Conversion commode du 2-hydroxy-4-méthoxybenzaldéhyde de l'huile essentielle de *Mondia whiteï* (Hook. f.) Skeels en 2,4-dinitrophénylhydrazone : Réaction d'addition nucléophile acido-catalysée et analyse spectrophotométrie UV-visible

**NDZELI LIKIBI Belline**

Unité de Chimie du Végétal et de la Vie (UC2V), Faculté des Sciences et Techniques, Université Marien Ngouabi, BP 69, Brazzaville, Congo.

**Résumé :**

L'huile essentielle de couleur beige, sous la forme des cristaux à la température ambiante, a été extraite des racines sèches de *Mondia whiteï* (Hook. f.) Skeels par hydrodistillation avec un rendement de 0.50 %. L'analyse par chromatographie en phase gazeuse (CPG) et par chromatographie en phase gazeuse couplée par spectrométrie de masse (CPG/SM) a révélé la présence d'un seul constituant, l'aldéhyde aromatique, le 2-hydroxy-4-méthoxybenzaldéhyde, un isomère de la vanilline représentant (99,85 %) de l'huile essentielle totale. Le 2-hydroxy-4-méthoxybenzaldéhyde a été converti instantanément en 2-hydroxy-4-méthoxybenzaldéhyde 2,4-dinitrophenylhydrazone de couleur rouge brique par addition de la 2,4-dinitrophénylhydrazine sur le 2-hydroxy-4-méthoxybenzaldéhyde, réaction d'addition nucléophile catalysée par l'acide surfurique avec un taux de conversion de 93 %. L'analyse de l'hydrazone par spectrophotométrie UV-visible affiche une longueur d'onde au maximum d'absorption de 362 nm. La méthode spectrophotométrie UV-visible employée pour la détermination de cette hydrazone est commode, rapide et économique. Cette conversion permet le changement de la structure chimique du 2-hydroxy-4-méthoxybenzaldéhyde en procurant la 2-hydroxy-4-méthoxybenzaldéhyde 2,4-dinitrophénylhydrazone formée des propriétés biologiques, chimiques et physiques supplémentaires tout en rehaussant sa valeur économique. La 2-hydroxy-4-méthoxybenzaldéhyde 2,4-dinitrophénylhydrazone formée ouvre les perspectives de son utilisation diversifiée dans les domaines pharmaceutique, électrochimique, catalytique, de la chimie des polymères, environnemental, énergétique, des matériaux, de la biologie et de l'ingénierie.

**Mots clés:** huile essentielle, CG-SM analyse, 2-hydroxy-4-méthoxybenzaldéhyde, 2,4-dinitrophenylhydrazone, réaction d'addition nucléophile, spectrophotométrie UV-visible analyse.

## 1. Introduction

Les composés organiques peuvent être d'origines synthétiques ou provenir des ressources naturelles (animales ou végétales). Au nombre des composés organiques résultant des ressources végétales est compté le 2-hydroxy-4-méthoxybenzaldéhyde, le majeur constituant de l'huile essentielle de *Mondia whiteï* (Hook. f.) Skeels avec des proportions de près de 100 % [1; 2].

C'est un composé chimique et isomère de la vanilline appartenant à la classe des composés aromatiques connus comme méthoxyphénols, produit du métabolisme secondaire. Plus précisément un aldéhyde aromatique (composé carbonylé) substitué par des groupements hydroxyle et méthoxyle respectivement en positions 2 et 4.

Celui-ci trouve son intérêt dans les industries agroalimentaire, cosmétique [3 ; 4 ; 5] intervient comme une formulation chimique nécessaire pour l'industrie pharmaceutique et nutraceutique [6].

Il est doté des propriétés antimicrobienne et antioxydante [7], il est également reconnu pour ses effets antifongiques qui se traduisent par une activité remarquable contre les fumonisines, mycotoxines principalement produites par *Fasarium vertilloides* [8; 9]. Parallèlement, il possède diverses propriétés chimiques dues à la présence de la double liaison C=O du carbonyle, donnant lieu à plusieurs réactions d'additions nucléophiles et électrophiles [10]. Cependant le principal inconvénient ou désavantage de ce dernier est son instabilité qui aboutit souvent à des oxydations, d'où la nécessité de la convertir en hydrazone, composé cristallin plus stable que son précurseur (carbonylé) [11;12].

Les hydrazones sont des composés organiques de formule générale : RR'C=N-N-R''R'''. Les 2,4-dinitrophenylhydrazones sont des hydrazones substituées, dérivées de la condensation d'un aldéhyde ou d'une cétone avec la 2,4-dinitrophénylhydrazine [13] (figure 1) ; une réaction réversible soumise à une catalyse acide [14]. Elles jouent un rôle important dans la protection des composés carbonylés [15]. Aussi, elles participent à l'isolation, la purification et la caractérisation du groupe carbonyle [16] et intervient comme intermédiaire en synthèse organique [17]. Par ailleurs, les hydrazones servent à l'extraction ou la détermination des métaux de transition comme le fer [18], le molybdène [19] par formation des complexes métalliques hydrazoniques. La salicylaldéhyde benzoyl hydrazone de son côté est utilisée pour la détermination du cuivre contenu dans le sang, l'urine, l'eau, le sol, l'environnement et l'alimentation [20].

Le 2-hydroxy-4-méthoxybenzaldéhyde 2,4-dinitrophénylhydrazone en ce qui le concerne est le produit de la condensation du 2-hydroxy-4-méthoxybenzaldéhyde (un aldéhyde aromatique) avec le 2,4-dinitrophénylhydrazine.

Un certain nombre des études pharmacologiques réalisées à travers le monde affirment que la 2-hydroxy-4-méthoxybenzaldéhyde hydrazone possède des propriétés antiaflatoxigenique et antimicrobienne [21]. Leurs complexes des métaux comme le nickel (II), le cuivre (II) et l'organotine (IV) présentent respectivement des activités antibactérienne [22] ; antimicrobienne |23] et anticancer [24].

Par ailleurs, les activités antioxydante et antimicrobienne ont été signalées pour le 2-hydroxy-4-methoxybenzaldéhyde-4-phényl thiosemicarbazone et ses complexes palladium (II), Nickel (II) et cuivre (II) [25]. Il intéressant de noter que la nitrobenzaldéhyde hydrazone est doté de potentialité antiamibienne [26]. En outre, le 2-méthoxyphenol possède de propriété antibactérienne [27].

A ces propriétés biologique s'ajoutent des propriétés électrochimiques complexantes vis-à-vis des métaux comme [ le zinc (II), le molybdenum (VI)] et le cobalt (II), le Nickel (II), le cuivre (II)] avec des 2-hydroxy-4-méthoxybenzaldéhyde hydrazones dérivées respectivement de l'hydrazine et du 2-amino-6-methylbenzothiazole [28; 29]. De plus les complexes dioxydomolybdenum (VI) hydrazone présentent une activité catalytique [30] tandis que la nitrobenzaldéhyde hydrazone affiche un pouvoir redox [26].

.Plusieurs synthèses de la 2-hydroxy-4-méthoxybenzaldehyde 2,4-dinitophenylhydrazone à partir du 2-hydroxy-4-méthoxybenzaldehyde commercialisé ont été relatées dans la littérature [31 ; 32 ; 33 ; 34].

Très peu d'études consacrées à la formation des hydrazones dérivées des aldéhydes aromatiques des huiles essentielles ont été signalées dans la littérature.

A notre connaissance l'addition de la 2,4-dinitrophénylhydrazine sur le 2-hydroxy-4-méthoxybenzaldéhyde extrait des huiles essentielles n'a pas encore été rapportée dans la littérature.

Diverses méthodes analytiques interviennent dans la détermination des dérivés hydroxylé et méthoxylé du benzaldéhyde 2,4-dinitrophenylhydrazones, entre autres, la HPLC-UV qui est la méthode de choix [35; 36], la HPLC-DAD et MS/MS [37]. Aussi, la RRLC-UV et la RRLC-MS(/MS) [38] et la LC-UV/MS [39] sont employées pour l'analyse de 2-hyroxy-4-méthoxybenzaldéhyde 2,4-dinitrophénylhydrazone, sans oublier la GC-MS, méthode sensible et fiable pour la détermination simultanée des carbonyles [40; 41;42; 43].

En plus de ces méthodes, il y a la spectrophotométrie UV-visible qui est largement utilisée pour la détermination des 2-hydroxy-4-méthoxybenzaldéhyde hydrazones |44; 27; 45]. Cependant, certaines de ces méthodes d'analyse impliquent un long temps d'analyse, un prétraitement ennuyeux des échantillons et un coût élevé des produits.

Le but de ce présent travail est d'extraire l'huile essentielle de *Mondia whiteï* (Hook f.) Skeels, de convertir le 2-hydroxy-4-méthoxybenzaldéhyde extrait de cette huile essentielle en 2,4-dinitrophénylhydrazone et de caractériser la 2-hydroxy-4-methoxybenzaldéhyde 2,4-

dinitrophenylhydrazone par spectrophotométrie UV-Visible, méthode simple, rapide et économique.

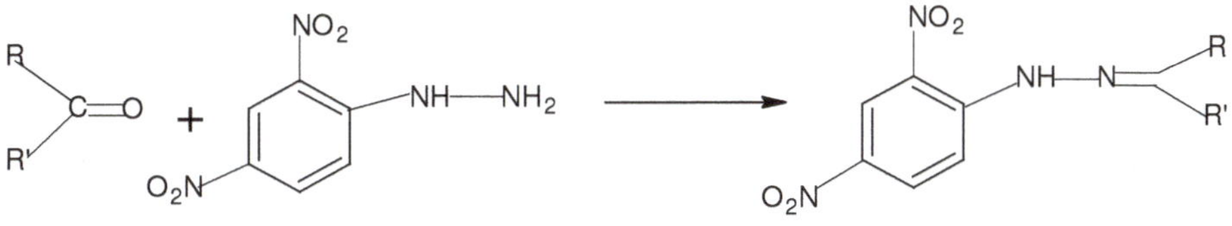

$$RR'C=O + (O_2N)_2C_6H_3{-}NH{-}NH_2 \longrightarrow (O_2N)_2C_6H_3{-}NH{-}N{=}CRR'$$

**Figure 1**. Réaction d'un composé carbonylé avec la 2,4-dinitrophénylhydrazine

## 2. Matériels et méthodes

### 2.1. Matériel végétal

L'échantillon de *Mondia whiteï* (figure 2) a été acheté en février 2021 au marché total de Brazzaville, en provenance de Kindamba, une localité située dans le département du Pool, au sud du Congo Brazzaville. Ceux-ci ont été identifiés par les botanistes de l'Herbier National du Congo. Seules les racines ont été sélectionnées pour l'étude.

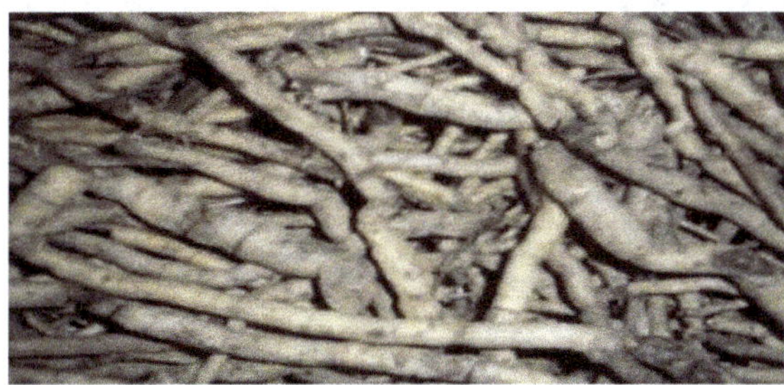

**Figure 2**. Racines de l'espèce *Mondia whiteï* (Hook. f.) Skeels

### 2.2. Extraction des huiles essentielles :

Après 16 jours de séchage à la température ambiante, dans une salle aérée, l'échantillon de *Mondia whiteï* constitué des racines sèches est soumis à une hydrodistillation durant quatre (4) heures à l'aide d'un extracteur type |46] muni d'un ballon de deux (2) litres. Le condensât chargé d'huile essentielle et de l'hydrolat est recueilli. L'huile essentielle est séparée de l'hydrolat par décantation. L'extraction à l'éther diéthylique est effectuée pour isoler la phase aqueuse de l'huile essentielle suivie du séchage de la phase éthérée par le sulfate de sodium anhydre. Vingt et quatre (24) heures après évaporation de l'éther diéthylique à l'air, l'huile essentielle est récupérée. Ces conditions opératoires sont résumées dans le tableau 1. Le rendement R en huile essentielle est calculé selon la formule suivante :

$$R = \frac{\text{Masse d'huile essentielle (g)}}{\text{Masse du matériel végétal utilisé (g)}} \text{ x } 100$$

**Tableau 1.** Conditions opératoires de l'hydrodistillation des racines de *Mondia whiteï* (Hook f.) Skeels

| **Matière végétale** | ***Mondia whiteï* (Hook.f.) Skeels** |
|---|---|
| Organes | Racines |
| Quantité de matière sèche (g) | 409 |
| Quantité d'eau en (L) | 1 |
| Temps d'exécution de l'opération en (h) | 4 |

### 2.3. Analyse des huiles essentielles

#### 2.3.1. Analyse par chromatographie en phase gazeuse

La quantification des constituants a été effectuée à l'aide d'un chromatographe de type Hewlett Packard HP 5890 équipé d'un détecteur à ionisation de flamme muni d'un logiciel d'acquisition des données *HP ChemStation*. La séparation des différents constituants se fait à l'aide d'une colonne capillaire DB5 (30 m x 0.25 mm), (épaisseur du film 0.25 µm) dans les conditions opératoires suivantes : gaz vecteur hélium (1 ml.min$^{-1}$), température de l'injecteur : 280 °C, température du détecteur : 280 °C. Le four est programmé à 50 °C pendant 5 minutes avec un gradient de 5 °C.min$^{-1}$ de 50 à 300 °C, 5 minutes à 300 °C avec une injection mode split de 1-20.

**2.3.2. Analyse par chromatographie en phase gazeuse-spectrométrie de masse** L'analyse par chromatographie en phase gazeuse-spectrométrie de masse a été réalisée à l'aide d'un chromatographe de marque Hewlett Packard HP 6890 couplé à un spectromètre de masse HP 5973. La séparation des différents constituants se fait à l'aide d'une colonne capillaire DB5 (30 m x 0,.25 mm), (épaisseur du film 0.25 µm) dans les conditions expérimentales suivantes : gaz vecteur : (hélium : 1 ml.min$^{-1}$), énergie d'ionisation (70 eV), température de l'injecteur (280 °C),température du détecteur (280 °C). Le four est programmé de 50 °C pendant 5 minutes avec un gradient de 5 °C.min$^{-1}$ de 50 à 300 °C, 5 min à 300 °C avec une injection mode split 1-10.

#### 2.3.3. Identification des constituants

Les différents constituants de l'huile essentielle ont été identifiés sur la base de leurs indices de rétention et de leurs spectres de masse par comparaison avec les données de la littérature (Adams, 2001 ; Joulain et *al.*, 1998, Davies, 1990).

### 2.4. Hémi-synthèse des 2,4-dinitrophénylhydrazones

Le réactif 2,4-dinitrophenylhydrazine et le 2-hydroxy-4-méthoxybenzaldéhyde dérivé de l'huile essentielle de l'espèce *Mondia whitei* sont utilisés pour la préparation de l'hydrazone.

La méthode utilisée a été rapportée par [50]. Elle consiste à solubiliser 0.25 g de la 2,4-dinitrophénylhydrazine dans 5 mL de méthanol, suivi par addition de 0.5 mL d'acide sulfurique concentré, puis filtration de la solution tiède. A cette solution sont ajoutés 0.2 g d'huile essentielle solubilisée au préalable dans un petit volume de méthanol. Après quelques secondes, le solide formé est filtré et lavé dans un petit peu de méthanol. En cas d'absence de solide, la solution est acidifiée par de l'acide sulfurique. Le précipité est ensuite recristallisé dans l'éthanol, puis séché. Ces conditions sont résumées dans le (tableau 2).

**Tableau 2**. Conditions opératoires de l'hémi-synthèse de la 2-hydroxy-4-méthoxybenzaldéhyde 2,4- dinitrophénylhydrazone

| **Huile essentielle** | **Quantité du réactif (g)** | **Quantité d'HE (g)** | **Quantité de MeOH (mL)** | **Quantité de $H_2SO_4$ (mL)** |
|---|---|---|---|---|
| *Mondia whiteï* | 0.25 | 0.2 | 5 | 0.5 |

### 2.4.1. Caractérisation de la 2-hydroxy-4-méthoxybenzaldéhyde hydrazone

#### 2.4.1.1. Détermination des points de fusion

La mesure de la température de fusion des hydrazones préparées est effectuée à l'aide du banc kofler.

La méthode consiste à étalonner l'appareil avec l'acide benzoïque dont le point de fusion est 122.35 °C. On déplace horizontalement le chariot jusqu'à ce que le curseur soit à la frontière entre solide et liquide. Puis on déplace verticalement l'index mobile jusqu'à ce qu'il indique le point de fusion de l'étalon. On prend ensuite le point de fusion de l'hydrazone en déposant celle-ci à l'extrémité froide du banc kofler en l'amenant vers la zone chaude jusqu'à ce qu'il ait l'apparition des premières gouttes de liquide. On déplace alors le chariot horizontalement jusqu'à ce le curseur soit à la frontière entre solide et liquide. L'index mobile indique alors le point de fusion. Trois essais sont effectués.

### 2.4.2. Analyse par spectrophotométrie UV-visible

L'analyse de la 2-hydroxy-4-méthoxybenzaldéhyde 2,4-dinitrophénylhydrazone est faite par un spectrophotomètre UV-visible WPA Lightwawe II, connecté à un ordinateur HP.

#### 2.4.2.1. Préparation des solutions

##### 2.4.2.1.1. Solution de 2,4-dinitrophénylhydrazine

Une solution de 2,4-dinitrophénylhydrazine est préparée en dissolvant 0.3 g de la 2,4-dinitrophénylhydrazine dans 100 mL d'une solution d'acide sulfurique 0.05 M.

#### 2.4.2.1.2. Solution d'huile essentielle

Le 2-hydroxy-4-méthoxybenzaldéhyde) (10 à 20 mg) est introduite dans une fiole de 10 mL dans laquelle on ajoute du méthanol jusqu'au trait de jauge.

### 2.4.2.2. Balayage spectral

#### 2.4.2.2.1. Balayage de la 2-hydroxy-4-méthoxybenzaldéhyde hydrazone

0.5 mL de la solution de 2,4-dinitrophénylhydrazine est additionnée à 0.5 mL de la solution d'huile essentielle. Il se forme un précipité rouge brique. On laisse reposer le précipité pendant 10 minutes à la température ordinaire et on y ajoute 5 mL de méthanol : C'est la solution de 2-hydroxy-4-méthoxybenzaldéhyde 2,4- dinitrophénylhydrazone.

On met dans la cuve de référence :

- 1 mL du solvant eau/éthanol 30 % (V/V)

et dans la cuve de mesure :

- 1 mL de la solution de 2-hydroxy-4-méthoxybenzaldéhyde 2,4-dinitrophénylhydrazone

## 3. Résultats et discussion

### 3.1. Extraction et rendement de l'huile essentielle

L'extraction par hydrodistillation des racines sèches de *Mondia whiteï* fournit une huile essentielle sous forme des cristaux beiges à la température ambiante, (tableau 3) avec un rendement de 0.50 %. Ce rendement est faible par rapport à celui obtenu par Ouamba (1991) qui s'élève à 1.40 % [2].

**Tableau 3.** Rendement d'extraction de l'huile essentielle des racines sèches de *Mondia whiteï* (Hook. f.) Skeels

| **Espèces** | **Rendement %** | |
|---|---|---|
| | **Notre étude** | **Etudes antérieures/origine** |
| *Mondia whiteï* (Hook. f.) Skeels | 0.50 | 1.40 (Ouamba, 1991)/ Congo |

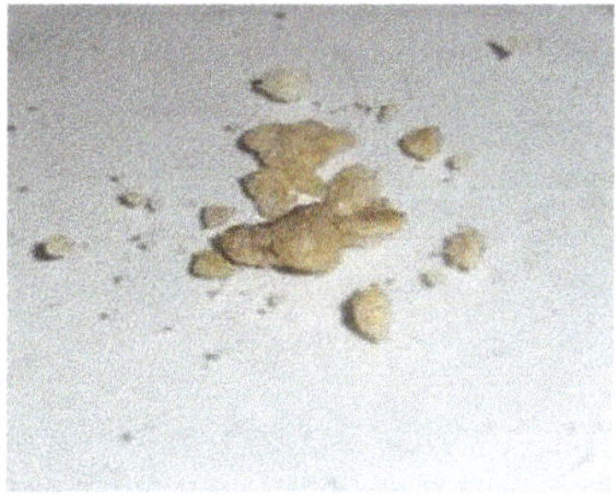

**Figure 3**. Critaux de l'huile essentielle de *Mondia whiteï* (Hook.f.) Skeels à la température ambiante

### 3.2. Composition chimique de l'huile essentielle de *Mondia whitei*

Les résultats de l'analyse chimique de l'huile essentielle extraite des racines de *Mondia whiteï* sont portés dans le tableau 4. L'analyse par chromatographie en phase gazeuse et par chromatographie en phase gazeuse couplée à la spectrométrie de masse a permis l'identification d'un seul composé, l'aldéhyde aromatique, le 2-hydroxy-4-méthoxy-benzaldéhyde représentant 99,85 % de l'huile essentielle totale.

On observe des ressemblances qualitative et quantitative aux résultats rapportés par Ouamba (1991) au Congo, qui décrit une huile essentielle contenant le 2-hydroxy- 4-methoxybenzaldéhyde à 99 % [2].

Cependant, on note aussi des disparités qualitatives avec l'extrait du Togo qui contient le coumarinolignam [51], et aussi avec l'huile essentielle d'origine Sud-africaine qui renferme l'isovanilline (3-hydroxy-4-methoxy benzaldéhyde |52].

**Tableau 4.** Composition chimique de l'huile essentielle extraite des racines des *Mondia whitei* (Hook f.) Skeels

| N° | Composé | IK | % |
|---|---|---|---|
| 1 | 2-hydroxy-4-methoxybenzaldéhyde | 1344 | 99.85 |

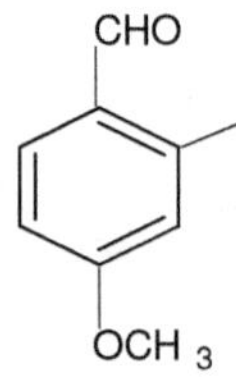

**Figure 4.** Structure chimique du 2-hydroxy-4-méthoxybenzaldéhyde extrait l'huile essentielle de *Mondia whitei* (Hook f.) Skeels

### 3.3. Hemi-synthèse de la 2-hydroxy-4-méthoxybenzaldéhyde hydrazone

#### 3.3.1. Caractérisation physique

Le tableau 5, porte les résultats de l'hémi-synthèse de la 2-hydroxy-4-méthoxybenzaldéhyde 2,4- dinitrophénylhydrazone et son point de fusion mesuré.

La réaction de la 2,4-dinitrophénylhydrazine en présence de l'acide sulfurique sur l'huile essentielle de *Mondia whiteï* (2-hydroxy-4-méthoxybenzaldéhyde) donne lieu à un précipité de couleur rouge brique. Cette couleur est caractéristique de la 2-hydroxy-4-méthoxybenzaldéhyde 2,4-dinitrophénylhydrazone.

la 2-hydroxy-4-méthoxybenzaldéhyde 2,4-dinitrophénylhydrazone se forme instantanément, la vitesse de la réaction est rapide donc la cinétique est aussi rapide. De plus, Le rendement de la formation de la 2-hydroxy-4-méthoxybenzaldéhyde 2,4-dinitrophénylhydrazone est de 93 %. Ce rendement est élevé, et pourrait se traduire par l'absence de gêne ou de compétition dans l'huile essentielle lors de la réaction. En effet, l'absence d'autres constituants que le 2-hydroxy-4-méthoxybenzaldéhyde dans l'huile essentielle accélère la vitesse de la réaction, entrainant une cinétique rapide.

Par ailleurs le point de fusion de l'hydrazone dérivée des cristaux de l'huile essentielle de *Mondia whiteï* est 262 °C. Ce point de fusion est approximatif à celui de la littérature [53], et correspond à celui de la 2-hydroxy-4-méthoxybenzaldéhyde 2,4-dinitrophénylhydrazone.

**Tableau 5**. Rendement et propriétés physiques de la 2-hydroxy-4-méthoxybenzaldéhyde 2,4-dinitrophénylhydrazone hémi-synthétisée.

| Hydrazone | Aspect | Couleur | Rendement (%) | Point de fusion mesuré (°C) | Point de fusion de la littérature (°C) |
|---|---|---|---|---|---|
| 2-hydroxy-4-méthoxy benzaldéhyde 2,4-dinitrophénylhydrazone | Précipité | Rouge brique | 93 | 262 | - |

### 3.3.2. Caractérisation par spectrophotométrie UV-visible

#### 3.3.2.1. 2-hydroxy-4-méthoxybenzaldéhyde 2,4-dinitrophénylhydrazone

La longueur d'onde maximale de la 2-hydroxy-4-méthoxybenzaldéhyde 2,4-dinitrophénylhydrazone dérivée de l'huile essentielle de *Mondia whiteï* enregistrée est 362 nm (tableau 6). Cette valeur est caractéristique du chromophore C=N des 2,4-dinitrophénylhydrazones dont la longueur d'onde au maximum d'absorption est (λmax = 360-370 nm) [54; 55 ; 56].

**Tableau 6.** Longueur d'onde au maximum d'absorption de la 2-hydroxy-4-méthoxybenzaldéhyde 2,4-dinitrophénylhydrazone

| Dérivée 2,4-dinitrophénylhydrazone | λmax (nm) |
|---|---|
| 2-hydroxy-4-méthoxybenzaldéhyde 2,4-dinitrophénylhydrazone | 362 |

La figure 5 présente le spectre UV-visible de la 2-hydroxy-4-méthoxybenzaldéhyde 2,4-dinitrophénylhydrazone. Elle montre trois bandes essentielles :

- Une bande de très faible intensité à 225 nm. Cette correspond à la transition π→π* relative au système aromatique substitué ;
- Une bande de faible intensité à 288 nm relative au système aromatique anilinique ;
- Une autre bande de faible intensité à 362 nm qui est caractéristique de la transition n→π* du groupement C=N de l'hydrazone.

Les différentes bandes d'absorption de la 2-hydroxy-4-méthoxybenzaldéhyde 2,4-dinitrophénylhydrazone, leurs chromophores ainsi que leurs groupements sont portées dans le tableau 7.

**Tableau 7.** Différentes bandes d'absorption de la 2-hydroxy-4-méthoxybenzaldéhyde 2,4-dinitrophénylhydrazone

| **Dérivée 2,4-dinitrophénylhydrazone** | **Bande d'absorption λ(nm)** | **Transition et Chromophore** | **Groupement** |
|---|---|---|---|
| 2-hydroxy-4-méthoxybenzaldéhyde 2,4-dinitrophényl-hydrazone | **255** Bande de très faible intensité | π→π* (C=C) | Système aromatique substitué |
| | **288** Bande de faible intensité | n→σ* (C-NH-) | Système aromatique anilinique |
| | **362** Bande de faible intensité | n→π* (C=N) | Hydrazone |

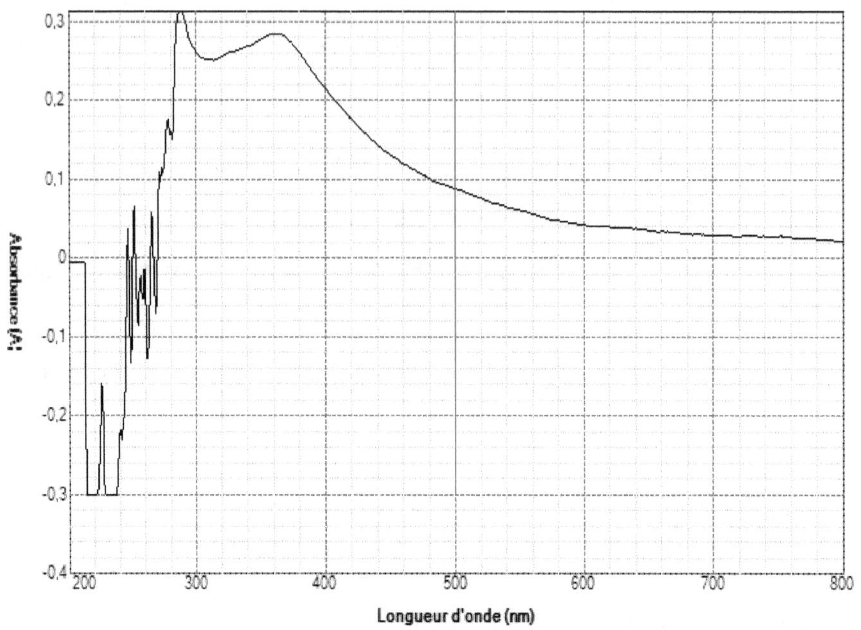


**Figure 5.** Spectre UV-visible de la 2-hydroxy-4-methoxybenzaldéhyde 2,4-dinitrophénylhydrazone.

### 3.3.2.2. 2,4-dinitrophenylhydrazine

Le spectre UV-visible de la 2,4-dinitrophénylhydrazine porté sur la figure 6 présente trois bandes principales à 346 nm, 360 nm et à 377 nm dues aux groupes chromophores C-N et $NO_2$ substitués au noyau aromatique.

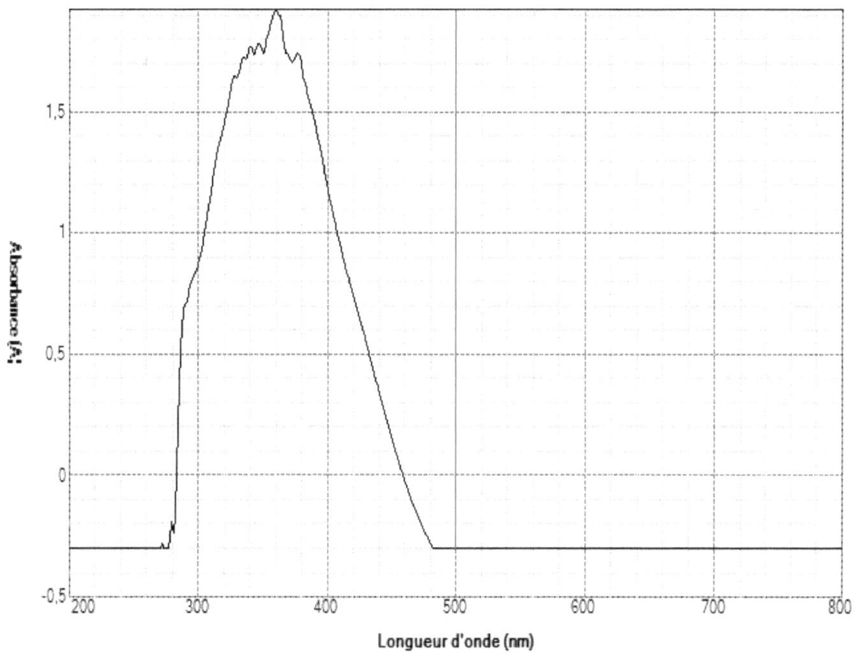


**Figure 6.** Spectre UV-visible de la 2,4-dinitrophénylhydrazine

## 4. Conclusion :

Le 2-hydroxy-4-méthoxybenzaldéhyde, molécule de haute valeur ajoutée, de grand intérêt biologique, pharmaceutique, nutraceutique, agroalimentaire et cosmétique, extrait à près de 100 % à partir de l'huile essentielle de *Mondia whiteï* a été simplement et instantanément transformé en hydrazone, molécule plus stable que son précurseur (carbonyle) avec un taux de conversion de 93 %. Cette transformation permet le changement de la structure chimique du 2-hydroxy-4-méthoxybenzaldéhyde en procurant la 2-hydroxy-4-méthoxybenzaldéhyde 2,4-dinitrophénylhydrazone formée des propriétés biologiques, chimiques et physiques supplémentaires tout en rehaussant sa valeur économique. L'analyse de l'hydrazone par spectrophotométrie

UV-visible affiche une longueur d'onde au maximum d'absorption de 362 nm. La méthode spectrophotométrie UV-visible employée pour la détermination de cette hydrazone est commode, rapide et économique. La 2-hydroxy-4-méthoxybenzaldéhyde 2,4-dinitrophénylhydrazone formée ouvre les perspectives de son utilisation diversifiée dans les domaines pharmaceutique, électrochimique, catalytique, de la chimie des polymères, environnemental, énergétique (photovoltaïque, photophysique et optoélectronique), des matériaux, de la biologie et de l'ingénierie [57].

.

**Références**

[1]. Ndzeli Likibi B. ; Madielé Mabika A. M. ; Moutsamboté J. M., NSikabaka S. ; Ouamba J. M. (2020). Cristal de l'huile essentielle de *Mondia Whiteï* (Hook. f.) Skeels : isomère de la vanilline (2-hydroxy-4-méthoxybenzaldéhyde). *International Journal of Innovation and Applied Studies,* 28 : 586-570.

[2]. Ouamba J.M. (1991). Valorisation chimique des plantes aromatiques du Congo. Extraction et analyse des huiles essentielles. Oximation des aldéhydes naturels. Thèse de doctorat d'Etat. Université de Montpellier II, Montpellier, France, 341p.

[3]. Anish K. and Adinpunya M. (2016). Méthoxybenzaldéhyde in plant : insight to the natural resources, isolation, application and biosynthesis. *Current Science,* 11(8): 1325-1334.

[4]. MC Geoch L. (2004). Plant ecology in a human context. *Mondia whiteï* in Kakameja Forest, Kenya. Environnemental Science, Brown University. Providence, Rhode Island, USA, PP: 1-80.

[5]. Kavaka Mukonyi W. and Lsaiah Ndiege O. (2001). 2-hydroxy-4-methoxybenzaldéhyde: Aromatic taste modifying compound from *Mondia whiteï* Skeels. *Bull. Chem. Soc. Ethiop.,* 15(2): 137-141.

[6]. Rathi N.; Harwalkar K..; Jayashree V.; Sharma A.; Rao N. N. (2017). 2-hydroxy-4-methoxy-benzaldehyde. An astounding food flavoring metabolite: A review. *Asian Journal of Pharmaceutical and Clinical Research,* 10(10): 105-110.

[7]. Jihua Wang; Hao Liu; Jianglin Zhao; Haifeng Gao; Ligang Zhou (2010). Antimicrobial and antioxidant activities of essential oil of *Periploca sepium* and its main component 2-hydroxy-4-methoxybenzaldéhyde. *Molecules,* 15(8): 5808-5817.

[8]. Sreeangegowda Theppeswamy; Rayasandra Umeh Abhishek ; Keragandur Manjunath. (2015). Antifumonisin efficacy of 2-hydroxy-4-methoxybenzaldéhyde isolated from *Decalepsis hamiltonii. International Journal of Food Properties*, 18(9): 2002-2008.

[9]. Devihalli Chikkaiah Mohana; Sridharamurthy Satish; Koteshwara Anandarao Raveesha (2009). Antifongical activity of 2-hydroxy-4-methoxybenzaldehyde isolated from *Decalepsis hamiltonii* (Wright & Arn.) on seed-borne fungi causing bio deterioration of paddy. *Journal of Plant Protection Research.* 49(3): 251-256.

[10]. Vollhard K.P.C.; Schore N. E. (1995) . Traité de chimie organique, 2ème édition Bruxelles: Deboeck Université, PP: 629-674.

[11]. Quédraogo I.W. ; Boulvin M., Flammang R. ; Gerbaux P. and Bonzi-Coulibaly Y. L. (2009). Conversion of natural aldehydes from *Eucalyptus citriodora, Cymbopogon citratus* and *Lippia multiflora* into oximes: GC-MS and FT-IR analysis. *Molecule*, 14: 3275-3285.

[12]. Adjeroud Y. (2017). Synthèse et étude structurale d'une nouvelle famille de molécules hétérocycliques à visée médicale. Thèse de doctorat, Université Badji Mochtar Annaba, Annaba, Algérie, 159p.

[13]. Hany S. I. ; Soha R. ; Abdelhadi et Haten A. A. (2015). Hydrolysis and hydrazinolysis of isatin-based-ald-and ketazines. *Journal of Chemistry*, 2015: 1-6.

[14]. Rauk A. (2001). Orbitale interaction of organic chemistry, 2nd édition, John wiley and sons, New York.

[15]. Greene T.W. ; Wuts P.G.M. (1999). Protective groups in organic synthesis, 3rd éd. Wiley, New york, 355 pages

[16]. Shriner R.L.; Fuson R.C.; Curtin D.Y. & Morill T.C. (1980). The systematic identification of organic compounds, 6th éd., (John Wiley, New York).

[17]. Armbruster F.; Klingebiel U.; Noltemeyer M. and Naturforsch (2006). 61b, 225.

[18]. Shobha B. (2011). Synthesis, caracterization and spectrophotometric determination of fer (II) complexe of 2,4-dihydroxybenzaldehydeisonicotinoylhydrazone(E)-N-(2,4-dihydroxybenzylidène)isonicotinohydrazide, it's application and biological activity. *Pelagia Research Library. Der Chemica Sinica,* 2 (4): 64-71.

[19]. Battula S.R.; Som S. D. and KIran B. (2012). Determination of molybdenium (VI) in *Arnaranthus* and P*atato* by new extractive spectrophotometry method with isonitro p-isopropyl acetophenone phenyl hydrazone. *Research Journal of Pharmaceutical, Biological and Chemical Sciences,* 3(1): 580-584.

[20]. Jamaluddin M. A. and Tasnima Z. (2012). A simple spectrophotometric method for the determination of copper in some real, environmental, biological, food and soil samples. *Park. J. Anal. Environ.,* 13(1): 22-35.

[21]. Nanishankar V.; Harochally Chris C.; Praveena B. and Anu Appaiah K. A. (2017). Antiaflatoxigenic and antimicrobial activities of schiff base of 2-hydroxy-4-methoxybenzaldehyde, cinnamaldehyde and similar aldehydes. *J. Agric Food Chem.,* 65(40): 8773-8778.

[22]. Pramod Kumar S., Kamalika Banerjee, Sangeeta S. (2016). Synthesis, spectroscopic characterization and in vitro bacterial evaluation of Ni(II) complexes of new tridentate aroylhydrazone ligands. *International Journal of Advanced Engineering Research and Science,* 3(12): 119-124.

[23]. Pahontu E.; Carolina Ilies D.; Shova S. (2015). Synthesis characterization, crystal structure and antimicrobial activity of copper (II) complexes with the base Schiff derived from 2-hydroxy-4-methoxybenzaldehyde. *Molecules,* 20(4): 5771-5792.

[24]. Sharifaf Nadhira Syed A.; Nurul Farahana K., Normah A. and Kok Meng Chan. (2021). Cellular basis of organotin (IV) derivatives as anticancer metallodrugs: A review. *Frontiers in Chemistry*, 9: 1-15.

[25]. Kumar Asha V.; Vedasree N.; M. Lavanya; S. Babu (2017). Synthèse, caractérisation, activités antimicrobienne et antioxydante de la 2-hydroxy-4-methoxy-benzaldéhyde-4-phényl thiosémicarbazone et ses complexes Pd (II), Ni (II) et Cu (II) ayant des bases héterocycliques. *Journal Mondial des Sciences Pharmaceutiques*, 5(8) : 152-164.

[26]. Toledano-Magaña Y.; Garcia-Ramos J. C. ; Navarro-Oliverria M. (2015). Potential amoebicidal activity of hydrazones derivatives: synthesis, characterization, electrochemical behavior, theorical study and evaluation of the biological activity. *Molecules,* 20(6): 9929-9948.

[27]. Ade A.; Amengor C. D. K.; Abena Brobbey ; Ayensu I.; Harley B.K.; Duah and Duah Boakye Y. (2020). Synthesis and antibacterial resistant modulatory activity of 2, 4-dinitrophenylhydrazone derivatives as agents against some ESKAPE human pathogens. *Journal of Chemistry*, (2020) :1-9

[28]. Usman H. A.; GArba A. B.; Sani M. A.; Yusul G. A. (2019). Synthesis and characterization of Schiff base and its metals (Zn (II) and Mo (VI) complexes derived from 2-hydroxy-4-methoxybenzaldehyde. *International Journal of Scientific Research in Multidisciplinary Studies*, 5(9): 01-07.

[29]. Madhurichaurasia, Deepak T. and Sulekh C. (2019). BSA binding studies of Co(II), Ni(II) and Cu(II) metal complexes of Schiff base derived from 2-hydroxy-4-méthoxybenzaldéhyde and 2-amino-6-methoxybenzothiazole, *Egypt Journal of Chemistry*, 62(2): 357-372.

[30]. Bikas R.; Lippolis V.; Noshiranzadeh N. ; Farzaneh-Bonab H. ; Blake A. J. (2017). Effet électroniques des anneaux aromatiques sur l'activité catalytique des complexes dioxydomolybdenum-hydrazone. *European Journal of Inorganic Chemistry*, 6 (2017) : 999-1006.

[31]. Amrutha Kala A. L.; Nanishankar Harohally V.; Naveen S., Ramegowda M. & Lokanath N. K. (2016). O-hydroxy Schiff bases derived from 2-hydroxy-4-methoxy benzaldehyde : synthesis, X-Ray studies and hydrogen bonding attributes. *Molecular Crystals and Liquid Crystal,* 629(1): 146-157.

[32]. Parvarinezhad S. and Salehi M. (2020). Synthesis, Characterization, crystal structure, hirshelfed surface analysis and DFT computational studies of new Schiff bases derived from phenylhydrazine. *Journal of Molecular Structure,* 1222(1): 128780.

[33]. Bessy Raj B. N.; M. Prathapachandra Kureep and Suresh Eringathodi (2008). Synthèse, caracterisation spectrale et structure crystalline de la N-2-hydroxy-4-méthoxybenzaldéhyde-N'-4-nitrobenzoylhydrazone et son complexe plan carr. Spectrochimica Acta Partie A. *Spectroscopie Moleculaire et Biomoleculaire* 71(4) : 1253-1260

[34]. Frey J.; Schneider F.; Schink B. ; Huhn T. (2018). Synthesis of the short chain hydroxyaldehydes and their 2,4-dinitrophénylhydrazones derivatives, and separation of their isomers by high-Performance liquid chromatography. *Journal of Chromatography A.* (1531): 143-150.

[35]. Sakuragawa A.; Yoneno T.; Inoue K. and Okutani T. (1999). Trace analysis of carbonyl compounds by liquid chromatography-spectrometry after collect as 2,4-dinitrophénylhydrazone derivatives. *Journal of chromatography A.,* 844(1-3):403-408.

[36]. Grosjean E.; Green P. G.; and Grosjean D. (1999). Liquid chromatography analysis of carbonyl (2,4-dinitrophenyl)hydrazone with detection by Diole Array ultraviolet spectroscopy and by atmospheric pressure negative ionization mass spectrometry. *Anal. Chem.* 71(9): 1851-1861.

[37]. Kovarikova P. Vavrona K.; Tomalova K.; Schőngut M. (2008). Analysis HPLC-DAD et MS/MS de nouveaux candidats médicaments du groupe des hydrazones aromatiques révélant la présence d'isomères géométriques. *Pharm. Biomed. Anal.*, 48 (2): 295-302.

[38]. Soraya de M. Ochs; Maira Fasciotti and Annibal D. P. N. (2015). Hydrazones of carbonyl compounds by RRLC-UV and RRLC-MS(/MS): A comparison of methods. *Journal of Spectroscopy*, 2015, 1-11.

[39]. Bures J. ; Jansova H.; Stariat J.; Filipsky T. (2015). Méthodes LC-UV/MS pour l'analyse du prochelateur boronylsalcyaldehyde isonicotinoyhydrazone (BSIH) et son chelateur actif salicyaldéhyde isonycotinoylhydrazone (SIH). *J. Pharm. Biomed. Anal.*, (105) : 55-63.

[40]. Xiaobing Pang; Alastair C.L.; Hamilton J. F. (2011). Détermination des carbonyles en suspension dans l'air via la dérivation de la pentaflorophenylhydrazine par GC-MS et sa comparaison avec la méthode HPLC. *Talante*, 85(1) : 406-414.

[41]. Jian Li ; Yan Li Feng ; Chun Juan Xie, Juan Huang (2009). Determination of gaseous carbonyl compound by their pentafluorophenylhydrazones with gaz chromatography. *Anal. Chen. Acta.*, 635 (1) : 84-93.

[42]. Yeh-Chung Chen and Ko-Ghun Yin (2009). Détermination simultanée des carbonyles en suspension dans l'air et des hydrocarbures aromatiques à l'aide de la collecte de sorbants mixtes et l'analyse par chromatographie en phase gazeuse-désorption thermique/spectrométrie de masse. *J. Environ. Monit.*, 11(5) : 1013-1019.

[43]. Ji-Zhou D. and Serban M. (2004). Gas chromatography-mass spectrometry of carbonyl compounds in cigarette mainstream smoke after derivatization with 2,4 dinitrophenylhydrazine. *Journal of Chromatography A* 1027(1-2):25-35.

[44]. Guo-Xu He and Ling-Wei Xue (2021). Synthèsis, structures, and antibacterial activities of hydrazone compound derived from 4-dimethylaminobenzo-hydrazide *Acta Chim. Slov.*, 68: 567-574.

[45]. Dilek O. and Bane S. L. (2011). Synthesis and spectroscopic characterization of fluorescent boron dipyrromethene derived hydrazones. *J. Fluoresc.* , 21(2): 347-354.

[46]. Clevenger J. F. (1928). Apparatus for the determination of volatile oil. *Journal of the American Pharmaceutical Association*, 17(4) : 45-349.

[47]. Adams R.P. (2001). Identification of essential oils by gaz chromatography quadrupole mass spectroscopy. Carol Stream. IL, USA : Allured Publishing Corporation. 101p.

[48]. Joulain D. & Köning W. A., (1998). The atlas of spectral data of sesquiterpene hydrocarbons. Hamburg Germany: EB-Verlag.

[49]. Davies NW. (1990). Gas Chromatographic retention indices of monoterpenes and sesquiterpenes on methyl silicone and carbo wax 20M phases. *J. Chromatogr.*, 503: 1.

[50]. Leclercq (2008). Détermination de la teneur en composés toxiques dégagés lors de la combustion d'encens et des bougies parfumées. Rapport du projet d'étude. Université de Rouen, *Institut National des Sciences Appliquées*. 52p.

[51]. Ramesh P.; Satya S. K.; Kossi Koumaglo H. and Roy R.(2005). A chlorinated coumarinolignan from the African medicinal plant, *Mondia whitei* (Hook f.). *Phytochemistry*, 66(6): 683-686.

[52]. Koorbanally N. A.; Mulholland D. A.; Crouch N. R. (2000). Isolation of isovanillin from aromatic roots of medicinal African liane *Mondia whitei*. *Journal of Herbs, Spices and Medical Plants*, 7(3) : 37-43.

[53]. Rappoport Z. (1967). CRC Hand book of tables for organic compound identification 3rd edition P.147.

[54]. Zhou X., Mopper K.(1990). Measurement of sub-part-per-bilion levels of carbonyl compounds in marine air by a simple cartridge trapping procedure followed by liquid chromatography. *Environmental Science and Technology*; 24: 1482-1485.

[55]. Pötter W., Lamotte S.; Engelhardt H. karst U. (1997) Non-porous silica ultrafast reversed phase high performance liquide chromatography separation of aldehydes and ketones 2,4-dinitrophénylhydrazones. *Journal of Chromatography* A. 786: 47-55.

[56]. Levart A., Veber M. (2001). Determination of aldehydes and ketones in air samples using criptrapping sampling. *Chemosphene*; 44:701-708.

[57]. Khan M.uhammad I.; Gul S. & Khan M. A. (2020). Schiff bases and their metallic derivatives: highly versatile molecules with biological and abiological perspective. Stability and application of coordination compounds. https://doi.org/10.5772/intechopen.80799.

www.ingramcontent.com/pod-product-compliance
Lightning Source LLC
LaVergne TN
LVHW020029170826
845678LV00001B/190

*9798892485425*